Navneet Mann
Neeta Pasricha
Kavipal Singh

Articuladores

Navneet Mann
Neeta Pasricha
Kavipal Singh

Articuladores

Articuladores em Odontologia - Uma Revisão Detalhada

ScienciaScripts

Imprint

Any brand names and product names mentioned in this book are subject to trademark, brand or patent protection and are trademarks or registered trademarks of their respective holders. The use of brand names, product names, common names, trade names, product descriptions etc. even without a particular marking in this work is in no way to be construed to mean that such names may be regarded as unrestricted in respect of trademark and brand protection legislation and could thus be used by anyone.

Cover image: www.ingimage.com

This book is a translation from the original published under ISBN 978-3-659-85119-3.

Publisher:
Sciencia Scripts
is a trademark of
Dodo Books Indian Ocean Ltd. and OmniScriptum S.R.L publishing group

120 High Road, East Finchley, London, N2 9ED, United Kingdom
Str. Armeneasca 28/1, office 1, Chisinau MD-2012, Republic of Moldova, Europe
Printed at: see last page
ISBN: 978-620-3-59521-5

ÍNDICE

1. INTRODUÇÃO

A articulação temporomandibular é uma articulação complexa; não só permite movimentos de pivotamento, rotação, abertura e fecho, mas também movimentos de translação e laterotrusão. Um dos objectivos da medicina dentária protética é colocar os dentes em harmonia com as articulações temporomandibulares. Isto resultará num stress mínimo sobre os dentes e as articulações, com apenas um esforço mínimo despendido pelo sistema neuromuscular para produzir movimentos mandibulares [1].

Um articulador é um instrumento extremamente útil na ausência do paciente, porque o instrumento pode ser programado com determinados registos do paciente que permitem ao operador fabricar uma restauração que será fisiológica e psicologicamente bem sucedida. É utilizado para simular as articulações temporomandibulares do paciente, os músculos da mastigação, os ligamentos mandibulares, a mandíbula e a maxila, e o complexo mecanismo neuromuscular que programa os movimentos mandibulares. Os articuladores podem simular, mas não podem duplicar, todos os movimentos mandibulares possíveis [2].

Diz-se frequentemente que a boca do paciente é o melhor articulador[2]. No entanto, não é mecanicamente possível efetuar intraoralmente muitos dos procedimentos envolvidos na construção de próteses fixas ou removíveis. A utilização dos maxilares como articulador também tem as suas próprias limitações e problemas, que incluem a capacidade adaptativa dos músculos, tal como programada pelo sistema nervoso somático, a incapacidade dos humanos para detetar visualmente alterações subtis no movimento, o problema de fazer marcas precisas na presença de saliva, a incapacidade de saber exatamente onde estão os côndilos, a resiliência das estruturas de suporte e o facto de as próteses serem móveis. Assim, para comodidade do doente, do dentista e do técnico de laboratório dentário, é imperativo utilizar um análogo dos movimentos da mandíbula, *o articulador* [1].

Os primeiros articuladores baseavam-se em teorias individuais de oclusão. No entanto, a variação normal do movimento mandibular entre pacientes tornou rapidamente necessário conceber articuladores ajustáveis. Uma compreensão emergente da neurofisiologia dos movimentos mandibulares e a influência de várias considerações morfológicas e comportamentais levaram à noção de que cada paciente é o seu melhor articulador. Assim, as diversas e frequentemente subtis variações necessárias para cada oclusão individual poderiam ser mais facilmente alcançadas através da utilização de um articulador ajustável que aceitasse uma variedade de registos. A "individualização" final de uma oclusão pode então ser efectuada intra-oralmente, conforme necessário.

Existe um grande número e uma grande variedade de articuladores. Alguns destes aparelhos não tentam representar as articulações temporomandibulares (facebow transfer) ou as suas trajectórias de movimento (registos excêntricos). Alguns instrumentos permitem movimentos excêntricos determinados por registos inadequados (registos posicionais). Alguns utilizam trajectórias médias ou equivalentes. Alguns tentam reproduzir as trajectórias excêntricas do doente a partir de registos tridimensionais. O dentista deve compreender as diferenças entre estes dispositivos de articulação e determinar qual seria o mais satisfatório para o doente.

Consequentemente, a maioria dos articuladores de uso corrente atualmente são ajustáveis e tentam reproduzir o movimento da mandíbula de cada paciente, tentando reproduzir a anatomia das articulações da mandíbula e estruturas relacionadas. Embora esta abordagem tenha a vantagem de ser intuitiva, ignora certas realidades do sistema biológico, por exemplo, a grande variação de movimentos nas articulações temporomandibulares dentro do envelope de movimento é virtualmente impossível de reproduzir mecanicamente. Além disso, o movimento dos aros de oclusão nas cristas subjacentes não se reflecte no instrumento. É importante reconhecer que os ajustes feitos no articulador não são tentativas de tornar o instrumento mais anatomicamente correto, mas sim tentativas de simular mais de perto o movimento da mandíbula, independentemente das definições que resultam .[3]

Os articuladores são instrumentos mecânicos que representam a maxila, a mandíbula e as ATMs. A sua principal função é fornecer uma estrutura onde é possível relacionar, nos três planos do espaço, o molde maxilar com o molde mandibular relativamente ao eixo de articulação do paciente e do instrumento. Independentemente da simplicidade ou complexidade do articulador, a sua eficácia depende da compreensão das suas caraterísticas pelo operador, da precisão do registo e da transferência das relações maxilares e da forma como o operador o utiliza .[2]

Definição de Articulador:

Glossário de Dentisteria Protética Termo - 8: JPD julho *2005-* "É um instrumento mecânico que representa as articulações temporomandibulares e os maxilares, ao qual podem ser fixados moldes maxilares e mandibulares para simular alguns ou todos os movimentos mandibulares"[4] .

2. HISTÓRIA

Nunca se saberá quando, onde ou de que imaginação surgiu o primeiro articulador mecânico de dobradiças[5]. Embora até ao século XX o gesso fosse habitualmente utilizado para relacionar moldes, algum tempo antes de 1840 os articuladores mecânicos de dobradiça parecem ter-se tornado o tipo preferido.

O Articulador de Gesso

O articulador de gesso foi descrito pela primeira vez por Philip Pfaff em 1756 (Fig. 1). Consistia numa extensão de gesso na porção distal do molde mandibular, que era sulcada para servir de guia para uma extensão de gesso do molde maxilar. Este foi o primeiro articulador, comummente conhecido como "articulador de placa"[6].

A dobradiça da porta de celeiro

A dobradiça de porta de celeiro foi projectada pela primeira vez por J.B.Gariot em 1805 (Fig. 2). Tinha um batente vertical anterior. Aceitará um registo de relação cêntrica e reproduzirá esta posição de forma fiável se a dobradiça não tiver qualquer folga.[6]

Articuladores Hovarth e Ladmore

A primeira referência publicada aos primeiros articuladores mecânicos com dobradiças é provavelmente a discussão de Fairhurst sobre o articulador de Hovarth e o articulador de Ladmore da década de 1830 (Fig. 3). Fairhurst descreveu estes e outros exemplos iniciais como instrumentos que consistiam em dois blocos ou placas de madeira ou metal articulados entre si com uma simples dobradiça. Estes articuladores e outros da época devem certamente ter-se assemelhado ao que atualmente se designa por "dobradiça de porta de celeiro"[5].

Articulador de Thomas W. Evan

Um dos primeiros articuladores mecânicos de dobradiça, ilustrado e discutido com algum pormenor na literatura, é atribuído a Thomas W. Evans (Fig. 4). No seu livro de texto, Chapin A. Harris descreveu o articulador de T. W. Evans como um "instrumento muito simples através do qual se torna desnecessária a extensão da parte posterior do gesso das placas e da cera". Ele enfatizou que a caraterística mais importante era o facto de a dimensão vertical poder ser preservada ou alterada conforme necessário.

Não se sabe se Thomas Evans patenteou o seu Articulador. De acordo com House, os registos do gabinete de patentes dos EUA antes de 1870 podem estar incompletos. Nesse ano, o Comissário de Patentes reorganizou completamente o sistema de manutenção de registos e de emissão de cartas patente. Além disso, algures entre 1840, quando foram emitidas as primeiras patentes, e 1870, um incêndio destruiu muitos dos registos originais de patentes .[5]

A primeira patente de articulador dos EUA - Articulador de Cameron

A primeira patente americana para um articulador foi concedida a James Cameron em 30 de abril de 1840. O articulador de Cameron era único no seu design diferente dos outros dispositivos do tipo dobradiça (Fig. 5). Foram incluídas as caraterísticas de ajuste anterior-posterior e vertical .[5]

A segunda patente de articulador dos EUA - Articulador da Even

O segundo articulador a ser patenteado foi o de Daniel T. Even (Fig. 6). Começou por tentar registar o movimento mandibular e reconheceu o movimento para a frente e lateral da mandíbula. Deu-lhe o nome de "Guia do Dentista". Foi pouco apreciado e, consequentemente, desapareceu de cena. O seu insucesso deveu-se ao facto de ser inconveniente e difícil de utilizar .[7]

"Articuladores de guia condilar fixos" e o próximo avanço

O Articulador Evens original, com a caraterística de trajetória condilar horizontal, pode ser classificado genericamente como um instrumento de "Guia Condilar Fixo", e é o mais antigo deste tipo. Dois outros exemplos patenteados foram o Starr (1868) e o Antes- Lewis (1895, 1900). O articulador mais conhecido desta categoria foi o Bonwill (1858). Todos estes articuladores tiveram alguma aceitação por parte da profissão. De facto, o Bonwill foi bastante popular durante muitos anos. Mas nenhum deles representou uma inovação de princípio. Só quase 50 anos depois de o Evens ter sido patenteado é que Richmond S. Hayes incorporaria o próximo avanço importante num articulador, a trajetória condilar para baixo e para a frente, quando lhe foi concedida uma patente para o seu instrumento "guia condilar fixo" em 1889 .[7]

O Primeiro Articulador "Guia Condilar Ajustável".

O próximo avanço importante no design do articulador ocorreu em 1896, quando William E. Walker, de Pass Christian, MS, obteve duas patentes para articuladores com guias condilares ajustáveis (Fig. 7). A versão mais antiga do seu articulador, construída por volta de 1895, tinha guias condilares fixas.

Apesar de o segundo modelo ter controlos condilares ajustáveis, estes não podiam ser regulados individualmente.

O terceiro modelo do articulador Walker foi o primeiro a incluir guias condilares ajustáveis individualmente, bem como centros de rotação ajustáveis para o movimento lateral. Walker patenteou estes dois últimos modelos sequencialmente, chamando-lhes "Articuladores Fisiológicos de Walker".

Para medir o trajeto de cada côndilo individualmente, Walker concebeu um aparelho a que chamou "*clinómetro facial*" e um procedimento para a sua utilização. Uma vez que foi concebido para determinar o ângulo das trajectórias condilares na face, pode ser considerado como a origem do método *extra-oral* para registar o movimento mandibular, embora as trajectórias não fossem realmente traçadas. O clinómetro facial nunca foi patenteado .[8]

A inovação seguinte foi o pino incisal e as caraterísticas da guia.

APARECIMENTO E UTILIZAÇÃO PRECOCE DO ALFINETE INCISAL E DA GUIA[9]

Já na década de 1840, alguma forma de *"paragem vertical"* era um componente comum dos articuladores mecânicos. Claramente, alguns dos primeiros inventores reconheceram a importância de preservar a relação vertical das peças fundidas no articulador e forneceram esta caraterística.

Os primeiros articuladores patenteados com um conjunto de pino incisal e guia

C.E. Luce, de Estugarda, Alemanha, recebeu a primeira patente para um articulador com um conjunto de pino incisal e guia em 28 de novembro de 1911. Luce, foi também um dos primeiros investigadores a descrever a posição descendente e 9

movimentos para a frente dos côndilos (1889). O articulador de Luce foi o primeiro do tipo "scribing", ou seja, tinha controlos de trajetória posterior e incisal que eram gerados funcionalmente (Fig. 8).

A segunda patente emitida para um articulador com esta caraterística foi recebida por Ernest Eltner de Basileia, Suíça, em julho de 1912. O articulador de Eltner (Fig. 9) apresentava uma mesa de guia incisal horizontal com um rebordo vertical posterior ajustável que limitava os movimentos protrusivos. O pino incisal tinha uma ponta de lâmina em forma de chevron.

Alfred Gysi recebeu uma patente para o seu articulador *"Adaptable"* em outubro de 1912 (Fig. 10). Esta foi a primeira patente de articulador de Gysi nos EUA. Embora o *"Adaptable"* fosse muito avançado para a época, tinha apenas uma mesa de guia incisal fixa, de 45 graus. No entanto, o *"Adaptable"* foi considerado demasiado complicado para o médico comum e não foi um sucesso comercial. Gysi continuou o desenho exato da guia incisal no seu articulador *"Simplex"*, uma versão de "valor médio" do *"Adaptable"*. Apresentado aos dentistas americanos essencialmente na mesma altura que o *"Adaptable"*, o articulador *"Simplex"* foi um sucesso absoluto. Até esta altura, a Gysi tinha aparentemente dado pouca importância às guias incisais ajustáveis. Possivelmente devido a conselhos ou críticas, Gysi sugeriu que a inclinação da mesa incisal do *"Simplex"* podia ser alterada com a utilização de uma placa de metal e plástico de modelação.

Ray W. Burch de Hart, MI recebeu a quarta patente emitida para um articulador com um pino incisal, em dezembro de 1913 (Fig. 11). Burch foi o primeiro a utilizar a inovação de converter arcos faciais maxilares e mandibulares num articulador. Os dispositivos de arco facial eram ligados por conjuntos de ranhuras condilares e eram ajustados enquanto eram usados pelo paciente. O pino incisal era utilizado simplesmente para manter a posição vertical anterior.

Depois do articulador Burch, George B. Snow patenteou, em novembro de 1915, o articulador *"Acme"* (Fig. 12), que foi a terceira patente de articulador de Snow e a primeira com pino incisal e guia. No modelo mais antigo, o ângulo de protrusão da mesa incisal era ajustado aquecendo a solda entre os componentes identificados pelos números *4* e *8*, e movendo a mesa para cima ou para baixo. Os modelos posteriores apresentavam mesas intercambiáveis e, finalmente, uma mesa ajustável com um parafuso de fixação.

David M. Shaw, de Eltham, Inglaterra, patenteou um articulador em fevereiro de 1916. Este dispositivo tem sido largamente ignorado, mas merece ser mencionado devido ao design notável do conjunto do pino incisal, aparentemente destinado a afetar o movimento protrusivo e lateral com a ponta curva em forma de chevron incisal funcionando no "guia" de fio curvo.

Em novembro de 1916, Rupert E. Hall recebeu a sua primeira patente para um articulador, um dispositivo que foi apelidado sem cerimónias de *"Alligator"* (Fig. 13). O *"Alligator"* foi o primeiro articulador a incluir uma mesa de guia incisal com asas laterais ajustáveis. No segundo articulador de Hall (março de 1917), uma versão revista do *"Alligator"*, o pino incisal foi concebido para funcionar dentro de uma taça de 45 graus.

A "Estrutura de oclusão dentária" de Hall: A Primeira Mesa Guia Incisal de Arco Gótico Patenteada

A terceira patente de articulador de Rupert Hall, emitida para o *"Dental Occluding Frame"* (abril de 1917), foi inovadora (Fig. 14). Tratava-se de um instrumento em arco que apresentava trajectórias condilares curvas e ajustáveis, incluindo definições para o ângulo de Balkwill-Bennett, e um mecanismo para ajustar a distância intercondilar. Incluía também uma mesa incisal horizontal com asas laterais ajustáveis, bem como uma nova caraterística - um bordo de guia triangular em cada asa lateral que podia ser definido para seguir um traçado em "arco gótico".

Alfred Gysi: Primeiro reconhecimento da importância do pino incisal e da guia

É geralmente aceite que Gysi cunhou o termo "arco gótico" para descrever o carácter dos movimentos das pontas dos incisivos no plano horizontal. Gysi foi, sem dúvida, o primeiro investigador a projetar e estudar o conjunto pino incisal e guia e a relatar a sua importância para a reprodução do movimento mandibular. Já em 1901, Gysi reconheceu a relação entre o ângulo dos movimentos laterais da ponta incisal ("arco gótico") e a distância entre os eixos verticais de rotação posteriores.

O instrumento maxilomandibular

Foi concebido por George Monson em 1918 e baseava-se na teoria esférica. De acordo com esta teoria, que evoluiu a partir dos conceitos de Monson e de um anatomista alemão, Graf von Spee, os dentes mandibulares movem-se sobre os dentes maxilares como sobre a superfície de uma esfera. O raio médio da esfera é de 4 polegadas, mas o instrumento Monson tem parafusos de ajuste que podem variar o raio do instrumento[6] (Fig. 15).

O Articulador Stephen

O articulador Stephen (Fig. 16), desenvolvido em 1921, é semelhante em design ao articulador de dobradiça Gariot de 1805, exceto que tem uma inclinação condilar fixa e permite um movimento lateral arbitrário. Um parafuso de fixação posterior mantém os membros superiores e inferiores do articulador numa dimensão vertical fixa .[6]

O Articulador Hanau Modelo C e o Kinoscópio Hanau Modelo M

Rudolph L. Hanau, um engenheiro, foi influenciado pelo Dr. Rupert E. Hall a estudar o design de articuladores. No início de 1921, ele desenvolveu um modelo de pesquisa chamado articulador Hanau Modelo C.

Em 1923, desenvolveu outro instrumento de investigação, o articulador Hanau Modelo M Kinoscope (Fig. 17). Tem dois postes condilares de cada lado. Os postes interiores têm duas funções: (1) actuam como guias horizontais do côndilo e (2) são centros de rotação variáveis quando os postes são movidos para dentro ou para fora. O ângulo de Bennett é ajustado rodando um cone excêntrico localizado nos postes exteriores contra o eixo intercondilar .[6]

O Relator Homer

O Homer Relator (Fig. 18) foi introduzido em 1923 por Joseph Homer. Baseia-se no princípio de que é utilizado um material plástico em vez de guias mecânicas para preservar as posições do articulador. Três copos no membro inferior, cheios de material plástico (normalmente massa de modelar), captam o registo e guiam o membro superior tripodificado para as posições registadas. O mesmo princípio foi utilizado mais tarde nos instrumentos irlandeses duplifuncionais e TMJ .[6]

O Articulador Wadsworth

Wadsworth acreditava na teoria esférica de Monson, mas não podia aceitar a simetria condilar bilateral.

No articulador de Wadsworth (Fig. 19), desenvolvido em 1924, os moldes foram montados com um arco facial e o encaixe T de Wadsworth, que determinou um terceiro ponto de referência. Utilizou-se um divisor para medir a distância entre o ponto incisal mediano e o centro do côndilo de um lado. Este comprimento de arco foi descrito primeiro a partir do côndilo e depois a partir do ponto incisal mediano até uma bandeira localizada no membro superior do instrumento. A intersecção destes arcos localizava-se no centro de rotação do lado medido. O centro foi então utilizado para desenhar um plano esférico de oclusão. Também tinha uma distância intercondilar ajustável. Esta medida foi determinada utilizando a distância entre os ponteiros do côndilo do arco facial menos a distância pelecôndilo de 0,75 polegadas de cada lado. As trajectórias condilares do instrumento são ligeiramente curvas .[6]

O modelo Hanau H110

O modelo Hanau H110 (Fig. 20) foi introduzido por Hanau em 1926 e foi concebido principalmente para próteses completas e para englobar as médias mecânicas de muitos conceitos anteriores. Tem ajustes individuais de orientação condilar nos planos sagital e horinzontal[6] . Em vez de usar registos posicionais laterais, o ajuste lateral é calculado usando a fórmula, dada na base do articulador:-

L = H/8 +12, em que H = ângulo condilar horizontal.

O modelo Hanau H110 modificado

Foi concebido em 1927 e introduziu a mesa de guia incisal (Fig. 21). A taça de guia incisal original, com a sua curvatura fixa, só podia ser deslocada como uma unidade e não tinha calibrações para ser reposta. A mesa melhorada apareceu nos articuladores Hanau de 1927 a 1972 e permitia ajustes em três dimensões através de uma gama considerável .[6]

O equilibrador Hagman

Desenvolvido na década de 1920 por H. C. Hagman, o Hagman Balancer (Fig. 22) abre e fecha numa dobradiça que se encontra no centro do suporte vertical, mas não necessita de arco facial ou registos interoclusais para a montagem. Um dispositivo de centragem transfere as impressões maxilares e mandibulares do paciente para o articulador num só passo. Também se baseia na teoria esférica da oclusão. Os dentes mandibulares são reconstruídos de acordo com a curva de Spee, utilizando um guia oclusal equilibrado, e os dentes maxilares são construídos para confirmar os dentes mandibulares .[6]

O Articulador de Alunos Phillips

O articulador Phillips Student (Modelo C), ou articulador Pantográfico, foi desenvolvido por George P. Phillips em 1926 (Fig. 23). Este articulador é classificado como totalmente adaptável, uma vez que o seu criador afirmava que seguiria qualquer registo gráfico. O registador gráfico de Phillips foi concebido para traçar num só passo o traçado do arco gótico (ponto de agulha) e as inclinações da fossa glenoide. O articulador podia reproduzir mecanicamente os movimentos do registador gráfico através da utilização de dois pinos verticais que seguiam a inclinação horizontal da fossa glenoide, e dois pinos horizontais que seguiam o traçado da ponta de agulha .[6]

O instrumento de tripé Stanbery

Desenvolvido em 1929 por C. J. Stansbery , este articulador (Fig. 24) foi concebido sem dobradiça para facilitar a reprodução de qualquer relação posicional. Não existe qualquer equivalente mecânico ou representação dos côndilos. O articulador reproduz posições e não movimentos. Os registos posicionais interoclusais das posições cêntrica, protrusiva, lateral direita e lateral esquerda são utilizados para definir três torres e ranhuras individuais do tripé, com as ranhuras a formarem uma linha reta para a posição cêntrica .[6]

O Articulador da Casa

O articulador House (Fig. 25) foi desenvolvido por M. M. House no início da década de 1930. O Needle-House intraoral chew-in ou outros registos posicionais podem ser utilizados para ajustar o articulador House. Os centros de rotação intercondilares podem ser variados sem mover os postes laterais que suportam os elementos condilares, com a ajuda de ganchos que podem deslizar ao longo da barra intercondilar.

A orientação lateral do côndilo é controlada pela guia Bennett, fixada lateralmente à ranhura da guia do côndilo. A mesa de guia incisal pode controlar o movimento horizontal e vertical. As placas laterais na mesa de guia criam uma função mecânica como um pino incisal curvo .[6]

O Coordenador de Precisão

O Precision Coordinator (Fig. 26) foi desenvolvido por W. H. Terrell no início da década de 1930. É um articulador do tipo arcone que tem guias condilares curvilíneas. Cames parabólicas duplas controlam a orientação anterior vertical e horizontal. O pino incisal é curvo para permitir alterações na dimensão vertical. Existe também liberdade de movimento na relação cêntrica .[6]

O Articulador de Coroa e Ponte de Hanau

O articulador Hanau Crown and Bridge 29-0 (Fig. 27) foi fabricado pela Hanau Engineering Co de 1934 a 1971. É um articulador pequeno. Um mecanismo de orientação posterior de pino e came pode ser ajustado para simular excursões laterais de trabalho e de equilíbrio de 15 graus. O mecanismo pode ser ajustado para L para restaurações no quadrante esquerdo do paciente, R para o quadrante direito, ou restaurações anteriores ou para igualar as excursões direita e esquerda. Os seus movimentos protrusivos são de 30 graus. Não é necessário arco facial .[6]

Oclusoscópio Philips

O articulador Philips Occlusoscope (Fig. 28) foi desenvolvido por George P. Phillips em 1938. O molde maxilar no articulador Philips Occlusoscope é montado com a utilização de um arco facial. O articulador é ajustado por registos intra-orais ou extra-orais. O membro inferior tem duas unidades ajustáveis que representam as duas articulações temporomandibulares. Dentro de cada unidade ajustável, existe um disco circular que pode ser inclinado anteroposteriormente e lateralmente. Não possui uma guia incisal ajustável. O pino incisal assenta num plano plano porque a Philips acreditava que um pino guia incisal serve apenas para evitar o fecho e não deve servir como uma terceira articulação temporomandibular .[6]

O Articulador Stephen Modificado

O articulador Stephen, modificado em 1940, é um articulador de articulação simples que tem uma trajetória condilar fixa de 30 graus (Fig. 29). É semelhante em design ao modelo de 1921, exceto que os braços de montagem superior e inferior neste modelo são mais longos. Um parafuso de fixação ajustável na região posterior mantém os membros superiores e inferiores numa posição vertical fixa .[10]

O Articulador Stephen Modelo P

As caraterísticas adicionais do articulador Stephen Modelo P (Fig. 30) são um pino incisal e um ajuste de altura vertical. Outra versão deste articulador foi fabricada para incluir uma orientação incisal fixa de 10 graus[10] .

O Articulador Fournet

O articulador Fournet (Fig. 31) foi desenvolvido por volta de 1940 e distribuído pela Dentists' Supply Co. de Nova Iorque. O articulador Fournet é um articulador unidimensional que não tem movimento lateral. O molde maxilar é posicionado horizontalmente por (1) os dois incisivos centrais maxilares, que são orientados para a estética e que, por sua vez, assentam num modelo de curva Spee anteriormente, e (2) o gabarito de montagem Cook, que se encaixa na profundidade do entalhe hamular e orienta os moldes posteriormente .[10]

Os Articuladores Johnson-Oglesby e Moyer

O articulador Johnson-Oglesby (Fig. 32) foi desenvolvido por volta de 1950. É um articulador pequeno, não ajustável e flexível. O instrumento Johnson-Oglesby tem uma utilização limitada e as restaurações produzidas com ele podem exigir grandes ajustes intraorais.

O instrumento Moyer também foi desenvolvido por volta de 1950. O instrumento Moyer é um articulador de valor médio .[10]

O Articulador Coble

O articulador de Coble (Fig. 33) foi desenvolvido por volta de 1950 por Lucian G. Coble. O articulador Coble mantém a relação cêntrica e a dimensão vertical, mas não permite movimentos funcionais. É um articulador de dobradiça no qual o molde maxilar é montado com um gabarito de montagem que corresponde ao plano oclusal. Todos os dentes maxilares são ajustados ao gabarito de montagem, com exceção dos incisivos laterais, que são levantados 0,25 mm. O gabarito de montagem é fixado numa ranhura que a mesa de guia incisal normalmente ocupa. O molde mandibular é posicionado com um registo interoclusal .[10]

O Articulador Galetti

O articulador Galetti foi fabricado pela primeira vez por volta de 1950 em Itália (Fig. 34). Foi publicitado neste país no início da década de 1960 e distribuído por John O. Luongo. Neste articulador, cada molde é mantido mecanicamente sem gesso por dois postes fixos anteriormente e um poste ajustável posteriormente a cada membro. O membro superior pode ser ajustado por um braço extensível e uma junta universal de esfera e encaixe para obter a relação desejada entre o molde maxilar e o molde mandibular, o que permite uma montagem rápida do molde. O articulador tem uma trajetória condilar fixa e um batente vertical que se encontra na região posterior. Não aceita um arco facial .[10]

O Articulador Pankey-Mann

O articulador Pankey-Mann foi desenvolvido em 1955 por Lindsey De Pankey e Arvin W. Mann (Fig. 35). Este articulador é constituído por uma base que suporta uma plataforma para o molde mandibular e uma coluna vertical que contém dois conjuntos móveis. O primeiro conjunto é composto por uma haste horizontal que suporta a armação do arco facial e também tem centros de rotação para medir e cortar calibres. Um segundo conjunto móvel sustenta o molde maxilar montado. Utilizando o arco facial Pankey-Mann para montar o molde mandibular e cortando divisores para estabelecer um plano oclusal nos dentes mandibulares com base na teoria esférica, todo o plano oclusal é projetado antes de se iniciar a preparação dos dentes. As restaurações mandibulares são concluídas primeiro e cimentadas no local. Os dentes maxilares são então preparados e as restaurações são fabricadas de acordo com os padrões oclusais mandibulares estabelecidos com a técnica de trajetória gerada funcionalmente .[10]

O Articulador Stuart

O articulador Stuart foi desenvolvido por Charles E. Stuart em 1955 (Fig. 36). Trata-se de um articulador totalmente ajustável. O membro superior do articulador tem dois conjuntos de cames posteriores de cada lado que guiam esferas trucadas localizadas no membro inferior. O came exterior móvel e a esfera de cada lado controlam todo o movimento condilar, exceto o ângulo e o tempo do movimento de Bennett, que são controlados pelo came interior e pela esfera. As definições do articulador são programadas utilizando traçados pantográficos do paciente .[10]

A série Hanau Modelo H2

O modelo 96H2 de Hanau (Fig. 37) foi lançado em 1958. A principal caraterística deste articulador foi o aumento da distância entre os membros superior e inferior de 95 mm para aproximadamente 110 mm. Além disso, o indicador orbital foi adicionado ao membro superior, e continuou a ser um articulador semi-ajustável.

O H2-XPR (Fig. 38), que é um dos modelos da série H2, foi introduzido em 1958. Tinha caraterísticas idênticas às dos outros modelos desta série, mas, para além disso, tinha hastes condilares extensíveis e um sistema retrusivo.

ajuste protrusivo no elemento condilar.

Alguns outros modelos da série H2 são:-

(1)   Modelo H2-O, com acessório indicador orbital;

(2)   Modelo H2-X, com hastes condilares extensíveis;

(3)   Modelo H2-PR, com ajustes calibrados para protrair ou retroceder as bolas condilares até 3 mm

O modelo H2-XPR é uma combinação dos modelos indicados.

Elinchbaugh descreveu uma adaptação do articulador Hanau Modelo H110 (Fig. 39), que utiliza um calço de lucite de 0,75 polegadas para aumentar a altura da coluna condilar. Também descreveu o fabrico de um plano de guia do ponto orbital em lucite de 0,75 polegadas, que fornece um ponto de referência anterior ao nível do eixo condilar. Esta adaptação torna o Modelo H equivalente a alguns modelos da série H2 .[10]

O Articulador Dentatus ARL

O articulador Dentatus ARL foi fabricado pela primeira vez pela A.B.Dentatus de Estocolmo, Suécia, em 1958 (Fig. 40). É um articulador semi-ajustável que é um instrumento do tipo eixo com um caminho condilar reto e uma distância intercondilar fixa. Em termos de princípio mecânico e design, é semelhante ao Hanau H2. Um mecanismo de posicionamento ajustável no membro superior permite a utilização de um bloco que uniformiza o membro superior com o membro inferior, o que permite a transferência de moldes de um articulador para outro articulador, mantendo a mesma relação.

O Dentatus ARL é um instrumento rígido e durável com um pino guia incisal curvo. Os eixos condilares extensíveis permitem-lhe receber um arco facial de eixo articulado. O movimento de Bennett é calculado a partir da fórmula de Hanau, e a quantidade é regulada pela rotação da coluna condilar até 40 graus. Tal como acontece com o Hanau, a quantidade de movimento Bennett pode ser controlada, mas não o momento ou a direção .[10]

O Novo Articulador Simplex Melhorado

O Novo Articulador Simplex Melhorado (Fig. 41) foi distribuído pela Dentists' Supply Co. de Nova Iorque em 1960. Esta é uma versão actualizada do articulador Gysi Simplex. Utiliza movimentos médios. A inclinação condilar é de 30 graus, com um movimento de Bennett de 7,5 graus. A mesa de guia incisal ajusta-se de 0 a 30 graus para acomodar várias quantidades de sobreposição vertical dos dentes para se adequar a cada paciente. Possui pinos de bloqueio do modelo para fixar os moldes maxilares e mandibulares no lugar. Um gabarito de montagem, que funciona também como uma mesa de plano oclusal, é utilizado para a moldagem arbitrária do molde maxilar .[10]

O Verticulador

O Verticulador (Fig. 42) foi desenvolvido por William Windish em 1960. O Verticulador consiste em dois membros rígidos que se separam e fecham apenas linearmente na dimensão vertical. Tem um batente positivo e bloqueia na sua posição fechada. Outro modelo foi introduzido em 1962, que aceitava moldes de arcada completa .[10]

O Articulador Ney

O articulador Ney (Fig. 43) foi concebido por Anthony J. De Pietro em 1962. É um instrumento em arco sem dispositivo de bloqueio entre os membros superiores e inferiores para a posição cêntrica. Os elementos condilares podem ser ajustados para variar as distâncias intercondilares. Estes elementos contêm trajectórias condilares metálicas intercambiáveis e os elementos são ajustáveis nos três planos para aceitar todos os registos posicionais. Quando os elementos condilares metálicos não seguem ou duplicam os traçados pantográficos, é possível uma duplicação mais precisa com inserções de plástico rectificadas personalizadas. Pode ser utilizada uma mesa de guia incisal de plástico ou uma mesa de guia incisal de metal que tenha uma disposição para efetuar uma posição centrada na região de liberdade .[10]

O Articulådor Hanau Modelo 130-21

O articulador da série universitária de Hanau ou modelo 130-21 (Fig. 44) foi concebido e membro e é um instrumento de eixo dividido. Possui um dispositivo de bloqueio central e um mecanismo para manter unidos os membros superiores e inferiores. É ajustável em várias distâncias intercondilares. As trajectórias condilares e as trajectórias-guia de Bennett são rectas. As trajectórias da guia Bennett que se encontram perto da linha média não permitem uma deslocação lateral imediata. Aceita todos os registos posicionais mas não pode duplicar traçados pantográficos. O pino guia incisal foi concebido para compensar as alterações da dimensão vertical. É auto-tripodante numa posição invertida .[10]

O Articulador Whip-Mix

O articulador Whip-Mix foi desenvolvido por Charles E. Stuart em 1964 (Fig. 45). Este é um articulador de arco semi-ajustável que tem três ajustes intercondilares: pequeno, médio e grande. Estes são selecionados através do arco facial de montagem rápida que acompanha o articulador e que utiliza o meato auditivo externo como ponto de referência posterior. Este arco facial tem um guia anterior do nasion que estabelece um ponto de referência anterior para o posicionamento do molde maxilar.

O elemento condilar do articulador Whip-Mix é ajustável em relação aos eixos vertical e horizontal, mas não em relação ao eixo sagital, pelo que não pode ser definido para todos os registos posicionais. As trajectórias das guias condilar e de Bennett são rectas. Não está prevista a temporização do movimento de Bennett. Não existe um dispositivo de bloqueio da posição cêntrica e os membros superiores e inferiores não podem ser fixados mecanicamente. O articulador é estável em posição invertida e é fabricado em alumínio anodizado .[10]

O Simulador

O Simulador foi desenvolvido por Ernest R. Granger em 1968 (Fig. 46). É um articulador totalmente ajustável que pode ser definido a partir de traçados pantográficos, registos posicionais e outros traçados. Existem trajectórias condilares curvas, mas a caraterística única deste articulador é a trajetória condilar que roda para dentro, um eixo quebrado e um elemento de temporização mecânica que se combinam para reproduzir mecanicamente o movimento de Bennett e o ângulo de Fischer. O Simulador tem bloqueios da trajetória condilar que podem ser libertados para que o membro superior possa ser separado do membro inferior. O pino guia incisal é curvo. O articulador pode ser invertido e o molde mandibular pode ser montado sem um suporte de remontagem .[10]

O Articulador Denar Modelo D4A

O articulador Denar Modelo D4A foi desenvolvido por Niles Guichet em 1963 (Fig. 47). Este articulador é programado a partir de traçados efectuados com um pantógrafo controlado pneumaticamente da mesma empresa, a Denar Corp de Anaheim, Califórnia. É um instrumento totalmente ajustável que utiliza

Guias condilares intercambiáveis que podem ser ajustadas. Tem um bloqueio cêntrico definitivo e dispõe de acomodações para manter os moldes numa posição aberta. O conjunto do pino incisal curvo pode assentar numa mesa de guia incisal mecânica ou de plástico .[10]

O Articulador Dentatus ARO

O articulador Dentatus ARO (Fig. 48) foi fabricado pela A.B.Dentatus em 1971. Tem todas as caraterísticas do Dentatus ARL mais a caraterística única de um braço móvel que segura o molde mandibular. A junta universal e o dispositivo de bloqueio que prende o braço móvel à base permitem o reposicionamento do molde mandibular sem voltar a montar. O bloco de calibre é utilizado para centrar o membro inferior no membro superior, mas uma vez que o molde mandibular tenha sido reposicionado, o articulador ou os moldes não podem ser trocados sem a ajuda dos registos de relação cêntrica .[10]

Os Articuladores Panadent

O Sistema Panadent é a mais recente abordagem à instrumentação dentária (Fig. 49). O Sistema Panadent baseia-se na premissa de que é possível classificar os movimentos condilares individuais em grupos, com base na quantidade de deslocação lateral pré-corrente. Foi desenvolvida uma série de análogos tridimensionais estatisticamente selecionados do movimento do eixo condilar.

O articulador Panadent foi introduzido em 1978. Os modelos actuais foram introduzidos em 1983. A principal modificação nos modelos mais recentes é o fecho mecânico Dynalink Panalock. Este mecanismo mantém as estruturas articulares superior e inferior unidas, mas permite um movimento de abertura de 180 graus .[10]

AVANÇOS RECENTES

SAM

A empresa foi fundada em 1971 por Heinz Mack, um dentista praticante, em Munique, Alemanha. O seu sistema de articuladores anatomicamente corretos e relacionados com o crânio ficou conhecido e identificado como SAM (School Articulator Munich). Trata-se basicamente de articuladores do tipo arco (Fig. 50). O SAM criou uma grande variedade de modelos de articuladores, que incluem o SAM SE, o SAM 2P, o SAM 2PX e o SAM 3. Estes articuladores fornecem uma simulação funcional exacta dos movimentos mandibulares .[11]

O ARTICULADOR ARTEX

Este articulador foi desenvolvido pela empresa *GIRRBACH DENTAL GMBH* e foi registado na FDA em 24th de maio de 1995 (Fig. 51). O ARTEX CN, que é o modelo de base, é um articulador de valor médio do tipo não arcondicionado. O ARTEX CT é um articulador de valor médio parcialmente ajustável com um design não Arcon. Em seguida, surgiu o ARTEX CP, que é um articulador de valor médio parcialmente ajustável com guia de trajetória do côndilo super suave em design Arcon. O modelo mais recente é o ARTEX CR, que é um articulador de valor médio totalmente ajustável em design Arcon. Oferece possibilidades de ajuste abrangentes para reproduzir a folga do paciente e a dinâmica do movimento .[12]

O ARTICULADOR PROTAR

Desenvolvidos pela empresa KaVo no início deste século, os articuladores PROTAR (Fig. 52) oferecem uma boa precisão, são económicos e têm um manuseamento superior. Estão disponíveis quatro modelos: o PROTAR, o PROTAR 3, o PROTAR 5, o PROTAR 7 e o modelo mais recente, o PROTAR 9. O PROTAR mede 6,4" A x 6,6" L x 8" P e pesa 2,5 lbs. O Protar 3 possui um membro superior com trajectórias de orientação condilar curvas sagitais e pré-definidas, uma inclinação condilar horizontal de 45° e um ângulo Bennett fixo de 15°. O PROTAR 5 tem um membro superior idêntico ao do Protar 3, com a exceção de ter um ângulo de Bennett ajustável e uma inclinação condilar horizontal ajustável. O PROTAR 7 possui um membro superior com ângulo sagital e trajectórias condilares horizontais ajustáveis, bem como deslocamento lateral imediato e retrusão com um ângulo de deslocamento ajustável. O PROTAR 9 possui um membro superior idêntico ao do Protar 7 com protrusão, distração e retrusão ajustáveis .[13]

OS ARTICULADORES VIRTUAIS

O último avanço no mundo dos articuladores foi a introdução dos articuladores VIRTUAIS em 2003 (Fig. 53). Este sistema não só simula os movimentos da articulação temporo-mandibular no software de modelação através da visualização no ecrã do computador, como também é o único sistema existente que permite ao técnico dentário tirar as medidas do seu próprio articulador, digitalizá-lo e adicionar estes dados à base de dados do software. As dimensões do articulador são guardadas fielmente no software, de modo a poder articular virtualmente os modelos.

O APARECIMENTO E A HISTÓRIA INICIAL DOS ARCOS FACIAIS[15]

RICHMOND S. HAYES patenteou o primeiro articulador com trajectórias condilares descendentes em 1889. Nesse mesmo ano, Hayes apresentou o primeiro exemplo de um dispositivo funcional semelhante a um arco facial destinado a localizar corretamente a posição dos moldes no articulador. Chamou a este dispositivo o *"calibrador de articulação"*, mas não há provas de que tenha sido patenteado. O "calibrador articulado", no entanto, não permitia uma transferência fixa ou uma orientação tridimensional dos moldes para o articulador. O seu único objetivo era registar a distância dos côndilos do paciente a um ponto ao longo da linha média do rebordo de oclusão maxilar.

Em 1894, George K. Bagby, de Newburn, NC, obteve uma patente para "melhorias num articulador de construção normal" (ou seja, um articulador de dobradiça simples) e para o "medidor de maxilar", um dispositivo com um objetivo semelhante ao do "calibrador de articulação" de Hayes. Na patente de Bagby, o "medidor de maxilar" é descrito como um "acessório para determinar a localização dos modelos de impressão no articulador" e que "dá uma medida exacta desejada do maxilar inferior quando os incisivos centrais estão presentes". Bagby identificou "uma das bochechas no côndilo" como o ponto de referência posterior. Também mencionou que o "bordo alveolar na sínfise" ou a linha média de um rebordo de oclusão em cera pode ser utilizado como ponto de referência anterior, quando apropriado.

A aparência do cotovelo facial tradicional

Coube a George B. Snow de Buffalo, NY, em 1899, fazer o avanço vital quando introduziu o primeiro instrumento e técnica para registar a relação anatómica dos maxilares com o eixo condilar e transferir esta relação para o articulador. A George B. Snow, portanto, pertence o crédito pelo desenvolvimento do arco facial tradicional moderno. As inovações de Snow foram: (1) a forquilha do arco facial para indexar a posição anatómica do maxilar superior aos côndilos, e (2) a aplicação da "linha ala-trago" para estabelecer a orientação do plano oclusal.

O "terceiro ponto de referência"

O "T-attachment" de Wadsworth acrescentou uma nova dimensão aos arcos faciais, fornecendo um indicador de "terceiro ponto de referência" para determinar a posição vertical do plano oclusal. De acordo com House, Frank Wadsworth introduziu este dispositivo e um articulador em 1921.

Outro acessório do arco facial utilizado como terceiro ponto de referência é o *ponteiro infra-orbital*. Foi provavelmente inventado no final da década de 1920. Embora Hanau, Bergstrom e a Dentatus Company tenham sido dos primeiros a adoptá-lo, a sua verdadeira origem é desconhecida.

O cotovelo facial de Snow foi patenteado e introduzido com o articulador Gritman em 1899. O Gritman era um articulador de instrumento "guia condilar fixo" com trajectórias condilares descendentes. Em 1899, George Snow conhecia bem o trabalho de W. E. Walker e a importância que este dava ao conceito de guias condilares ajustáveis.

3. CLASSIFICAÇÃO

A utilização de classificações é importante, porque ajuda a visualizar o padrão de relações num campo aparentemente vasto e amorfo. Qualquer padrão é mais facilmente apreciado se as suas partes componentes forem reduzidas aos seus grupos relevantes. A variedade de articuladores com diferentes princípios de conceção é tão grande que um sistema de classificação é indispensável para a utilização e o ensino da teoria e da prática da articulação.

Foram apresentadas muitas classificações de articuladores, mas todas são inadequadas em certos aspectos da terminologia e do agrupamento .[15]

GILLIS (1926)[16] e BOUCHER (1934)[17] classificaram os articuladores em

1.   Não ajustável.

2.   Ajustável.

BERGSTROM (1950) classificou os articuladores em[2] :-

1.   Arcon - Instrumento que tem os côndilos no membro inferior e as guias condilares no membro superior.

2.   Não arcada - Instrumento que tem côndilos no membro superior e as guias condilares no membro inferior.

As categorias **de BECK (1962)[18]** são as seguintes

1.   Instrumento de suspensão.

2.   Instrumento do eixo.

3.   Instrumento de tripé.

WEINBERG (1963)[19] classificou os articuladores em arbitrários, posicionais, semi-ajustáveis e totalmente ajustáveis.

1.   Arbitrário - este tipo de articulador seguiu a teoria esférica de Monson.

2.   Posicional - este seguiu o conceito de tripé Stanberry.

3.   & 4. semi-ajustável e totalmente ajustável - estas duas classes baseiam-se na quantidade de movimentos que imitam os movimentos mandibulares.

Semi-ajustável - segundo o conceito Hanau H

Totalmente ajustável - seguiu o conceito Hanau Kinoscope, o conceito Gysi Trubyte e o conceito Mc Collum.

POSSELT (1968)[20] classificou os articuladores em três tipos

1. Linha simples.

2. Valor médio.

3. Ajustável.

C.J. THOMAS (1973)[15] apresentou uma nova classificação, terminologicamente descritiva, em que o agrupamento se baseia no tipo de registo utilizado para regular o articulador em causa.

1. *Arbitrários* - Nesta rubrica estão agrupados todos os articuladores que não são reguláveis e que apenas podem efetuar movimentos regidos por guias fixas e médias ou arbitrárias. Os articuladores incluem todos os tipos de linha simples, os tipos de movimento médio e os que foram concebidos para

satisfazer os requisitos exigidos por certas teorias do movimento e da oclusão mandibular.

2. *Posicional* - Esta classe de articuladores é ajustável a registos individuais, mas estáticos. Apenas um registo protrusivo é utilizado para ajustar as guias condilares. As guias são rectas ou curvas. O grupo pode ser subdividido em (a) tipo eixo e (b) tipo não eixo, consoante o movimento da dobradiça e o eixo da dobradiça sejam ou não considerados importantes para o estabelecimento de uma oclusão.

(a) Tipo eixo - Estes articuladores possuem um eixo que é feito coincidir com o eixo da dobradiça terminal posterior do doente. Isto é feito por meio de um arco facial e resulta num movimento de articulação que se aproxima muito do movimento do paciente. Um exemplo é o articulador Hanau modelo 130-2.

(b) Tipo sem eixo - Nesta categoria, o princípio de conceção não inclui a dobradiça. A oclusão cêntrica constitui o ponto de partida para os movimentos horizontais excêntricos que são regidos por mecanismos de guia colocados numa disposição em tripé aproximadamente ao nível do plano oclusal.

por exemplo: articulador de tripé Stansberry.

3Funcional - Todos os registos utilizados para estabelecer este tipo de guia de articulador são obtidos em função e são reproduções completas e exactas dos movimentos mandibulares. Esta classe também pode ser subdividida em: a) tipo eixo e b) tipo não eixo.

Exemplos são o articulador TMJ, o articulador Dupli-Functional.

JOHN J. SHARRY (1974)[21] classificou os articuladores em:-

1. Tipo de dobradiça simples.

2. Tipo de guia fixo.

3.   Instrumentos ajustáveis.

CHARLES M. HEARTWELL Jr.[1] , classificou os articuladores em duas classes

1.   Classe I - Estes instrumentos recebem e reproduzem traçados gráficos tridimensionais. Podem ser ajustados para permitir movimentos condilares individuais em três planos e podem reproduzir o momento do deslocamento lateral do lado em órbita e a sua direção no lado em rotação. Estes instrumentos são designados por instrumentos tetradimensionais.

Alguns dos exemplos são o instrumento Stuart Gnathologic, o articulador TMJ, o sistema Hanau Modular e o Denar D5A.

2.   Classe II - Estes instrumentos não recebem registo gráfico tridimensional. Alguns têm controlos fixos; outros são ajustáveis em dois planos, no máximo. A maioria é ajustada para médias anatómicas ou com algum tipo de registo posicional. São utilizados análogos da fossa condilar. A classe II subdivide-se em quatro tipos

Tipo 1 (dobradiça) Este tipo é capaz de abrir e fechar num movimento de dobradiça. Algumas permitem movimentos de excursão limitados. Não aceitam arcos faciais.

Exemplos: Stephens, Galetti , Trubyte simplex, Gariot, Bonwill.

Tipo 2 (Arbitrário) Estes articuladores são concebidos para se adaptarem a teorias específicas de oclusão ou são orientados para uma técnica específica.

Exemplos: Verticulador, Monson, Transógrafo

Tipos 3 (média) Este tipo foi concebido para fornecer orientação de elementos condilares através de médias, registos posicionais ou sistemas de mini-gravadores. A maioria permite ajustes da orientação horizontal e lateral. Aceitam a transferência do arco facial.

Exemplos: Dentatus, Hanau, Whip-Mix, Denar, Panadent, SAM

Tipo 4 (Especial) Este tipo foi concebido e é utilizado principalmente para próteses completas.

Exemplos: Tripé de Stansberry, Dentógrafo de Kile.

O Workshop Internacional de Dentisteria Protética (Universidade de Michigan em 1972) sobre a oclusão de próteses completas propôs uma classificação dos articuladores baseada na função do instrumento, tal como indicado em **WINKLER**[2] . Esta é considerada a melhor classificação até à data, uma vez que o número máximo de articuladores pode ser incluído nesta classificação. Classificou os articuladores em quatro classes e várias subclasses com base na capacidade do instrumento, intenção, procedimento de registo e aceitação do registo.

Classe I - Instrumento de preensão simples capaz de aceitar um único registo estático. É possível o movimento vertical, mas apenas por conveniência.

Alguns exemplos são o articulador de gesso, mais conhecido como articulador de laje, o articulador de Gariot e o articulador de dobradiça de porta de celeiro.

Classe II - Instrumentos que permitem movimentos horizontais e verticais, mas não orientam o movimento para as articulações temporomandibulares através de uma transferência face-bow.

A -O movimento excêntrico permitido baseia-se em valores médios ou arbitrários.

Um exemplo típico é o articulador Grittman, Gysi Simplex

B - O movimento excêntrico permitido baseia-se em teorias do movimento arbitrário.

Um exemplo é o instrumento maxilo-mandibular concebido por Monson.

C - O movimento excêntrico permitido é determinado pelo doente através de métodos de gravação.

Um exemplo é o articulador House concebido por M.M.House.

Classe III - Instrumentos que simulam as trajectórias condilares através da utilização de equivalentes médios ou mecânicos para a totalidade ou parte do movimento. Estes instrumentos permitem a orientação conjunta dos moldes através de uma transferência face-bow.

O articulador típico para esta categoria é o Hanau Mate.

A - Instrumentos que aceitam um registo protrusivo estático e utilizam equivalentes para o resto do movimento.

O mais popular desta classe é o articulador Hanau Modelo H. Outro nesta classe é o articulador Dentatus

B - Instrumentos que aceitam registos protrusivos laterais estáticos e utilizam equivalentes para o resto do movimento.

São exemplos o articulador Gysi Trubyte, o Kinescope, o articulador Stansberry, o articulador Ney, o articulador Hanau Modelo H 130-21, o articulador Teledyne, o articulador Whip-Mix, o articulador Denar Mark II e o Panadent.

Instrumentos *da classe IV* que aceitam registos dinâmicos tridimensionais. Estes instrumentos permitem a orientação conjunta dos moldes através de uma transferência face-bow.

A - Os cames que representam as vias condilares são formados por registos gravados pelo paciente. Estes instrumentos não permitem a capacidade de discriminação das trajectórias condilares.

Um exemplo é o instrumento TMJ concebido por Kenneth Swanson.

B - Instrumentos que possuem trajectórias condilares que podem ser anguladas e personalizadas, quer por seleção a partir de uma variedade de curvaturas, quer por modificação, ou ambas. O procedimento de registo dinâmico tridimensional utilizado nesta classe é o procedimento de traçado pantográfico. Os traçados produzidos pelo pantógrafo são designados por pantogramas. Todos os articuladores desta classe são instrumentos arcondionais com distâncias intercondilares ajustáveis.

AWNI RIHANI (1980)[20] classificou os articuladores em três tipos: totalmente ajustáveis, semi-ajustáveis e não ajustáveis

_1._ *Articuladores totalmente ajustáveis* - Podem aceitar todos os cinco registos seguintes:

i. Registo do arco-da-face

ii. Registo da relação de mandíbulas centradas

iii. Registo saliente

iv. Registos laterais

v. Registo da distância intercondilar

Exemplos

Cinescópio Hanau, Gnatoscópio McCollum, articulador Stuart, articulador Ney, Hanau 130-27, Simulador, Denar D4-A.

_2._ *Articuladores semi-ajustáveis* - Podem aceitar os três registos seguintes:-

i. Registo do arco-da-face

ii. Registo da relação de mandíbulas centradas

iii. Registo saliente

Exemplos

Articulador Snow Acme, articulador Gysi Adaptable, articulador Hanau H, articulador Wadsworth, articulador Gysi Trubyte, articulador House, Dentatus, articulador Bergstrom Arcon, articulador Hanau 130-28.

_3._ *Articuladores não ajustáveis - Podem* aceitar um ou dois dos três registos seguintes

i. Registo do arco facial

ii . Registo da relação de mandíbulas centradas

iii Registo saliente

Exemplos:

Articulador Gariot, dobradiça Barn door, articulador New century, articulador Gysi Simplex, instrumento Maxillomandibular, instrumento Stansbery Tripod, oclusoscópio Phillips, articulador Pankey-Mann.

JOHN G. KNAPP (2007)[22] atribuiu a classificação de relação dentária aberta:-

Classe A

Trata-se de um dispositivo de suporte para relacionar moldes com uma relação intermaxilar fixa, com a possibilidade de uma função de abertura da dobradiça apenas. Frequentemente, existia um batente para permitir ao operador ver e utilizar o espaço intermaxilar, caso não houvesse dentes disponíveis para impedir o fecho do espaço intermaxilar. Não havia orientação do movimento para as articulações da MT e não havia relação com a função excursiva da mandíbula.

Classe B

Estes instrumentos relacionam um molde de trabalho e dois moldes opostos. Os moldes opostos têm uma representação anatómica e o outro é uma representação funcional da mastigação.

Trata-se de um dispositivo de retenção com uma relação fixa. Possuem uma função de abertura vertical ou de dobradiça. Possuíam um batente vertical semelhante ao do instrumento de classe A. Não havia correlação com o movimento das articulações da MT.

Classe C

Este é um instrumento, semelhante a um Classe A, que também permite o movimento horizontal para corresponder às facetas dos dentes durante a articulação do molde. Ocasionalmente, têm batentes verticais, mas isso é mais a exceção do que a norma. Alguns dos instrumentos originais são deste tipo e datam do século XIX. Este tipo de instrumento é muito utilizado atualmente para o fabrico de restaurações simples, como coroas unitárias. O instrumento de plástico descartável tem um custo muito baixo e oferece um valor credível.

Classe D

Trata-se de um instrumento, semelhante a um Classe A, que também permite movimentos horizontais e verticais baseados na geometria clássica. Estes movimentos não têm qualquer relação com os movimentos da mandíbula no envelope de movimento, exceto a simples abertura e o fecho. Estes movimentos não estão de modo algum relacionados com as articulações da MT.

Classe E

Trata-se de um instrumento, semelhante a um Classe A, que também permite o movimento horizontal. Este movimento baseia-se numa simulação da função das articulações TM. Os articuladores de classe E simulam as trajetórias condilares utilizando equivalentes mecânicos médios para a totalidade ou parte do movimento.

Classe F

Trata-se de um instrumento semelhante ao da classe E, que também permite o movimento horizontal. Esta ação simula o movimento das vias condilares, utilizando equivalentes mecânicos ajustáveis para a totalidade ou parte do movimento.

Orientação do molde relativamente às articulações e podem ser instrumentos arcon ou não arcon. Um articulador em arco é um instrumento que mantém as orientações anatómicas através da utilização de análogos do côndilo no elemento mandibular e conjuntos de fossa no elemento maxilar. Os instrumentos sem arco simulam o movimento mandibular em que o análogo do côndilo está ligado ao membro mandibular do instrumento.

Classe G

Trata-se de um instrumento, semelhante a um Classe F. Estes instrumentos permitem a orientação do molde para as articulações temporomandibulares e a replicação de todos os movimentos mandibulares. Permitem: Aceitação de registos dinâmicos tridimensionais.

Classe H

Não se trata de instrumentos analógicos. Estas representações não permitem a montagem de moldes. Uma representação virtual permite:

- Fabrico CAD/CAM de restaurações dentárias sem análogos.

Existem duas subclassificações para este tipo, incluindo:

Subclasse 1 (H1)

Trata-se de uma representação digital semelhante a uma classe G. Isto permite o diagnóstico CAD de más oclusões e representações das articulações da MT.

Subclasse 2 (H2)

Trata-se de uma representação digital semelhante a uma classe C.

> **JOHN G. KNAPP** apresentou também uma terminologia que define todos os instrumentos:-

Relatora

Trata-se de um instrumento que simula uma analogia da anatomia dentária oral.

Oclusão

É um instrumento mecânico concebido para relacionar análogos da anatomia oclusal dentária numa posição específica. Normalmente, esta posição é de máxima intercuspidação ou de oclusão de relação cêntrica.

Articulador

Os articuladores são dispositivos mecânicos concebidos para relacionar a posição dos moldes de gesso dos dentes opostos maxilares e mandibulares entre si e com outros factores determinantes da oclusão.

Ajustável

O termo sugere que alguns aspectos destes instrumentos são adaptáveis ou modificáveis. Os factores de controlo final podem representar posições de mordida de controlo posicional ou factores de controlo final ajustáveis, tais como os determinantes da oclusão.

Fixo

Estes instrumentos são muito simples e rígidos. Capturam uma relação imutável.

4. REQUISITOS

Requisitos mínimos do articulador

Os requisitos mínimos do articulador são necessários para o fabrico de próteses completas na posição cêntrica do paciente. Esta posição tem de ser refinada com exatidão tanto para a oclusão monoplana ou sem cúspide como para a oclusão com cúspide.

1. O articulador deve manter com precisão a relação horizontal e vertical correta dos moldes do paciente. Por outras palavras, o articulador tem de manter com precisão a posição cêntrica.

2. Os gessos do paciente devem ser facilmente removíveis e fixados ao articulador sem perder a sua relação horizontal e vertical correta. Isto é desejável para muitos procedimentos laboratoriais.

3. O articulador deve ter um pino guia incisal com um batente positivo que seja ajustável e calibrado. Isto proporciona um controlo positivo sobre a dimensão vertical oclusal do doente pelo dentista e pelo técnico de laboratório.

4. O articulador deve ser capaz de abrir e fechar como uma dobradiça.

5. O articulador deve aceitar uma transferência face-bow utilizando um ponto de referência anterior. A transferência face-bow relaciona o molde maxilar com o eixo horizontal do articulador da mesma forma que a maxila do paciente se relaciona com o eixo de abertura das articulações temporomandibulares. Isto permite pequenas alterações na dimensão vertical do paciente sem alterar grosseiramente a oclusão do paciente na posição cêntrica. Além disso, a transferência do ponto de referência anterior facilita a disposição dos dentes anteriores com a inclinação labiolingual desejada.

6. A construção deve ser rigorosamente rígida e de um material não corrosivo. As partes móveis devem resistir ao desgaste. As regulações devem poder mover-se livremente e estar bem fixas.

7. A conceção deve ser tal que haja uma distância suficiente entre os membros superiores e inferiores e que a visão não seja obstruída pela retaguarda. O articulador deve ser estável na bancada do laboratório e não deve ser demasiado volumoso e pesado.

Requisitos adicionais do articulador

Estes requisitos do articulador são necessários para que as próteses possam ser fabricadas com uma oclusão equilibrada.

1. As guias condilares devem permitir movimentos laterais direitos, laterais esquerdos e protrusivos.

2. As guias condilares devem ser ajustáveis horizontalmente.

3. O articulador deve dispor de dispositivos de regulação do movimento de Bennett.

4. A mesa de guia incisal deve ser uma mesa mecânica que possa ser ajustada nos planos sagital e frontal ou uma mesa que possa ser personalizada com resina autopolimerizável ou por retificação.

5. Os elementos condilares devem fazer parte da estrutura inferior e as guias condilares devem fazer parte da estrutura superior.

6. Um mecanismo para aceitar um terceiro ponto de referência de um registo de transferência de arco facial.

7. Um dispositivo de bloqueio da posição da dobradiça do terminal.

8. Placas de montagem amovíveis que podem ser reposicionadas com precisão.

9. Largura intercondilar ajustável dos elementos, quando os traçados gráficos são utilizados para definir e/ou selecionar a orientação condilar.

As capacidades opcionais do articulador, como uma distância intercondilar ajustável e um ajuste imediato de Bennett, são de maior importância nos procedimentos de prótese fixa do que no fabrico de próteses completas. O ajuste imediato de Bennett influencia principalmente a largura das ranhuras centrais dos dentes posteriores, enquanto a distância intercondilar influencia o carácter e as inclinações das ranhuras. Uma vez que são necessárias alterações bastante grandes na distância intercondilar para produzir alterações perceptíveis na direção dos sulcos, uma distância intercondilar média de 110 mm seria mais do que adequada para próteses completas. Proporcionar ao doente alguma liberdade lateral quando ajusta a oclusão pode compensar a falta de um ajuste imediato de Bennett quando fabrica as próteses. Para além disso, o movimento da base da prótese devido à resiliência dos tecidos tende a negar ainda mais a importância destes dois ajustes .[2]

5. VANTAGENS

Diz-se frequentemente que "a boca do paciente é o melhor articulador". Esta afirmação é reforçada pelo facto de que o teste final para uma restauração dentária é a harmonia oclusal obtida quando a restauração é colocada na boca do paciente. No entanto, os articuladores mecânicos têm muitas vantagens sobre a boca para desenvolver a oclusão do paciente. Algumas dessas vantagens são as seguintes:

1. Os moldes corretamente montados permitem ao operador visualizar melhor a oclusão do paciente, especialmente a partir da vista lingual.

2. Quando se articulam dentes para próteses completas, a vista lingual, tal como fornecida com o articulador, é essencial para desenvolver um esquema oclusal correto.

3. A cooperação do paciente não é um fator a ter em conta quando se utiliza um articulador, uma vez obtidos os registos interoclusais adequados do paciente.

4. O refinamento da oclusão de uma prótese completa na boca é extremamente difícil devido à deslocação das bases da prótese e à resiliência dos tecidos de suporte. Os registos interoclusais podem ser obtidos e a oclusão da prótese completa pode ser facilmente refinada fora da boca num articulador.

5. É necessário muito mais tempo de cadeira e de consulta do doente quando se utiliza a boca como articulador.

6. Podem ser delegados mais procedimentos ao pessoal auxiliar quando se utiliza um articulador para desenvolver e aperfeiçoar a oclusão do paciente.

7. A saliva, a língua e as bochechas do paciente não são factores a ter em conta quando se utiliza um articulador .[2]

6. UTILIZAÇÕES

1.   Diagnóstico - utilizado para a montagem de moldes dentários para diagnóstico, planeamento do tratamento e apresentação do paciente, tanto na dentição natural como na artificial.

2.   Planear procedimentos dentários que envolvam posições, contornos e relações entre dentes naturais e artificiais.

3.   Para ajudar no fabrico de restaurações dentárias e peças dentárias perdidas.

4.   Para corrigir e modificar restaurações concluídas.

5.   Os articuladores podem ser úteis no ensino e no estudo da oclusão e dos movimentos mandibulares.

No entanto, para serem úteis, os elementos devem manter os moldes na mesma posição relativa que ocorre na boca, permitir movimentos semelhantes aos das articulações temporomandibulares e duplicar os movimentos dos bordos dentários .[1]

7. LIMITAÇÕES

1.   Os articuladores são feitos principalmente de metal, embora alguns tenham partes de plástico. Os articuladores estão sujeitos a erros no fabrico das ferramentas e a erros resultantes da fadiga e do desgaste do metal. Mesmo o melhor instrumento tem pouco valor se forem transferidos para o articulador moldes incorrectos ou relações maxilares inadequadas.

2.   Qualquer articulador não duplica os movimentos condilares nas articulações temporomandibulares. Os elementos condilares e as superfícies de orientação devem ser considerados como cames que criam movimentos equivalentes na área dos dentes. Os movimentos simulados são movimentos de deslizamento com a boca vazia e não movimentos funcionais. Pode parecer que, como o articulador pode não reproduzir exatamente os movimentos intrabordais e funcionais, a boca seria o melhor local para completar a oclusão.

3.   Independentemente da simplicidade ou complexidade de um articulador, a sua eficácia depende de :-

(i)   A forma como o operador compreende a sua construção e objetivo.

(ii)   O entusiasmo do dentista pelo instrumento específico.

(iii)   O conhecimento que o dentista tem da anatomia das articulações, dos seus movimentos e do sistema neuromuscular.

(iv)   Qual o grau de precisão e exatidão utilizado no registo das relações de mandíbulas.

(v)   A sensibilidade do instrumento a estes registos.

Um articulador não pode fazer mais do que aquilo que o operador faz com ele.

4.   A análise intra-oral da oclusão tem muitas limitações que são ampliadas quando se estuda a oclusão em próteses completas. Alguns dos problemas são:

>   A capacidade de adaptação dos músculos, programada pelo sistema nervoso somático, a incapacidade dos seres humanos para detetar visualmente alterações subtis do movimento.

>   O problema de fazer marcas exactas na presença de saliva.

>   A impossibilidade de conhecer a localização exacta dos côndilos.

>   A resistência das estruturas de suporte e o facto de as próteses serem móveis.

Independentemente de quão simples ou complexo um articulador possa parecer, se o operador não compreender o seu funcionamento, os resultados serão decepcionantes .[1]

8. MOVIMENTOS MANDIBULARES

A evolução do articulador tem estado intimamente associada ao conhecimento e à compreensão da atividade funcional do sistema mastigatório.

O objetivo é imitar os movimentos mandibulares. Muitos articuladores não satisfazem esta definição. Alguns são muito simples, consistindo em nada mais do que um simples eixo de articulação, embora existam alguns que não o fazem, alguns receberão o arco facial enquanto outros não. Por conseguinte, a sua utilização exige uma compreensão abrangente das funções mandibulares, bem como das partes associadas à sua atividade.

Quanto mais se aproximam da imitação dos movimentos mandibulares, mais complexos se tornam.

Os vários movimentos mandibulares incluem:

> EM CONDYLE:-

- Rotacional

- Translacional

> AVIÕES:-

- No plano horizontal

- No plano sagital

- No plano coronal

1. MOVIMENTO DE ROTAÇÃO

O Dicionário Médico Ilustrado de Dorland define rotação como "o processo de girar em torno de um eixo: movimento de um corpo em torno do seu eixo". No sistema mastigatório, a rotação ocorre quando a boca abre e fecha em torno de um eixo fixo dentro dos côndilos. Na ATM, a rotação pode ocorrer como movimento dentro da cavidade inferior da articulação.

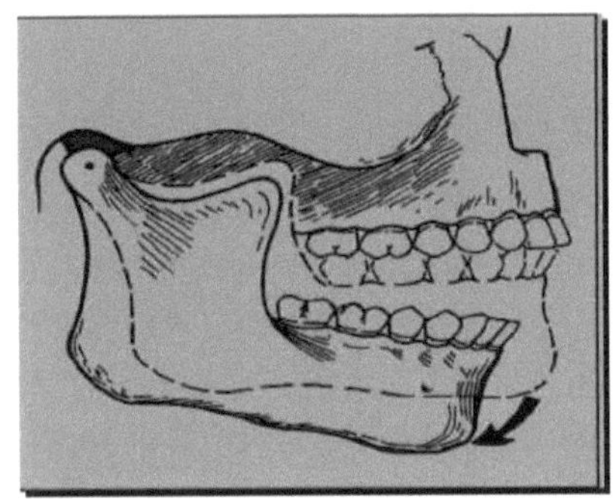

MOVIMENTO DE ROTAÇÃO EM TORNO DE UM PONTO FIXO NO CÔNDILO

Assim, a rotação é o movimento entre a superfície superior do côndilo e a superfície inferior do disco articular.

O movimento de rotação da mandíbula pode ocorrer em todos os 3 planos de referência:-

- HORIZONTAL

- FRONTAL (VERTICAL)

- SAGITTAL

(A)   Eixo horizontal de rotação

Este eixo corre horizontalmente do lado direito da mandíbula para o lado esquerdo. É visível durante o movimento protrusivo. O eixo transversal varia durante as diferentes fases do movimento protrusivo.

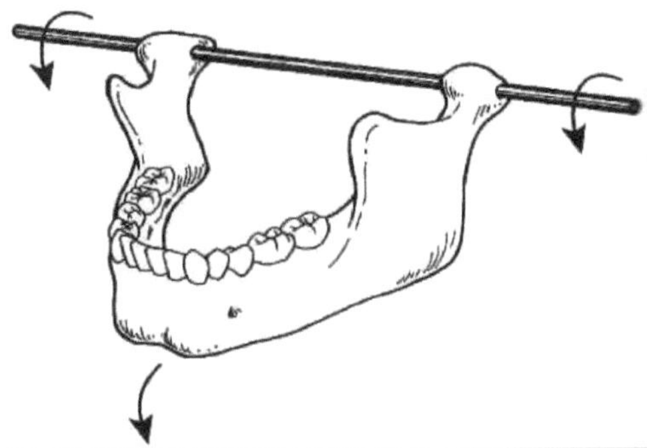

MOVIMENTO DE ROTAÇÃO EM TORNO DO EIXO HORIZONTAL

O movimento da dobradiça é provavelmente o único exemplo da atividade mandibular em que ocorre um movimento de rotação *"puro"*.

(B) EIXO DE ROTAÇÃO FRONTAL (VERTICAL)

O eixo vertical atravessa o côndilo e o ramo da mandíbula, e a mandíbula roda em torno deste eixo vertical durante os movimentos laterais. Quando os côndilos estão na sua posição mais superior nas fossas articulares e a boca está puramente rodada e aberta, o eixo em torno do qual o movimento ocorre é designado por *eixo da charneira terminal.* O movimento mandibular em torno do eixo frontal ocorre quando um côndilo se desloca para fora da posição de charneira terminal com o eixo vertical do côndilo oposto a permanecer na posição de charneira terminal.

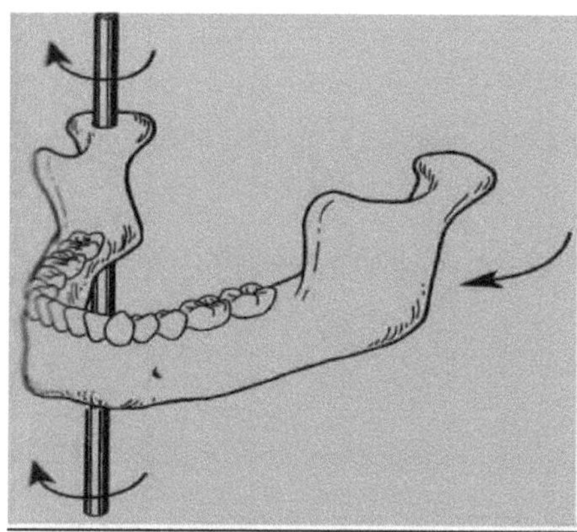

MOVIMENTO DE ROTAÇÃO EM TORNO DO EIXO FRONTAL

(C) EIXO DE ROTAÇÃO SAGITAL

Este eixo antero-posterior é um eixo imaginário que corre ao longo do plano sagital médio. A mandíbula apresenta uma ligeira rotação em torno deste eixo. Durante o movimento, o côndilo de um lado move-se para baixo e medialmente ao longo da vertente do processo entoglenoide (vertente medial da fossa glenoide) e o côndilo do lado oposto move-se para cima e lateralmente. Este tipo de movimento é normalmente observado em associação com movimentos laterais.

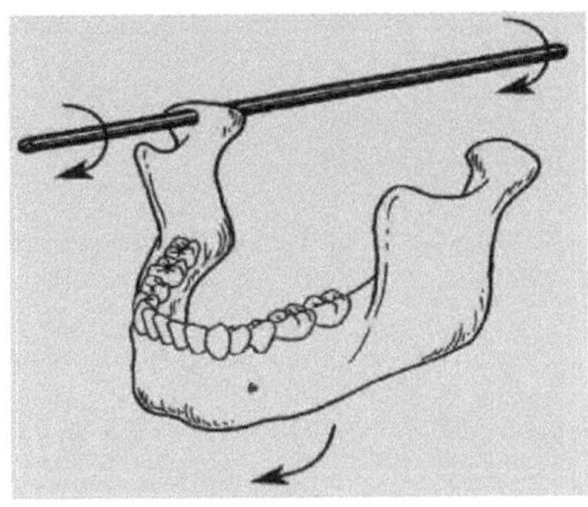

MOVIMENTO DE ROTAÇÃO EM TORNO DO EIXO SAGITAL

2. MOVIMENTO DE TRANSLAÇÃO

A translação pode ser definida como um movimento em que todos os pontos do objeto em movimento têm simultaneamente a mesma velocidade e direção. No sistema mastigatório, a translação ocorre quando a mandíbula se move para a frente, como na protrusão. Os dentes, os côndilos e os ramos movem-se todos na mesma direção e no mesmo grau. A translação ocorre dentro da cavidade superior da articulação, entre a superfície superior do disco articular e a superfície inferior da fossa articular. Durante a maioria dos movimentos normais da mandíbula, tanto a rotação como a translação ocorrem simultaneamente, ou seja, enquanto a mandíbula está a rodar em torno de um ou mais eixos, cada um dos eixos está a transladar (ou seja, a mudar a sua orientação no espaço).

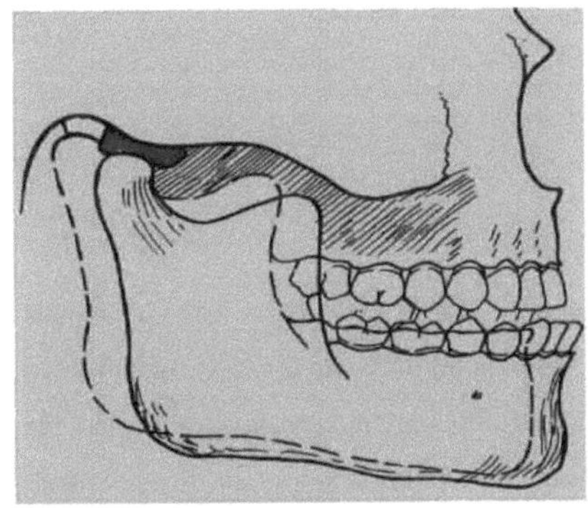

MOVIMENTO DE TRANSLAÇÃO DA MANDÍBULA

MOVIMENTOS MANDIBULARES

MOVIMENTO DE FRONTEIRA DE UM ÚNICO PLANO:-

O movimento mandibular é limitado pelos ligamentos e pelas superfícies articulares das ATMs, bem como pela morfologia e alinhamento dos dentes. Quando a mandíbula se move através da amplitude de movimento exterior, resultam limites discerníveis e reproduzíveis, que são designados por *movimentos de fronteira.*

FRONTEIRA DO PLANO SAGITAL E MOVIMENTOS FUNCIONAIS:-

- O movimento mandibular visto no plano sagital pode ser visto como tendo 4 componentes de movimento distintos:-

1. Limite posterior da abertura

2. Limite de abertura anterior

3. Rebordo de contacto superior

4. Funcional

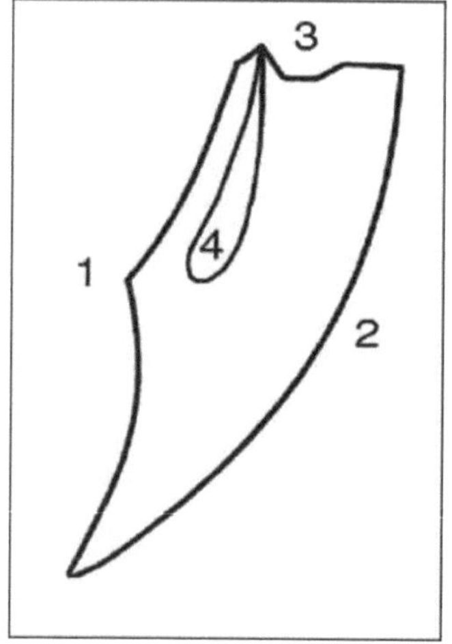

MOVIMENTOS FUNCIONAIS E FRONTEIRIÇOS NO PLANO SAGITAL

A amplitude dos movimentos do bordo de abertura posterior e anterior é determinada ou limitada pelos ligamentos e pela morfologia das ATMs. Os movimentos do bordo de contacto superior são determinados pelas superfícies oclusais e incisais dos dentes. Os movimentos funcionais não são considerados movimentos dos bordos porque não são determinados por uma amplitude de movimento exterior.

(1.) Movimentos do bordo de abertura posterior :-

Os movimentos da borda posterior de abertura ocorrem no plano sagital como movimentos de dobradiça em dois estágios. Na 1ª fase, os côndilos são estabilizados nas suas posições mais superiores nas fossas articulares (ou seja, posição de dobradiça terminal).

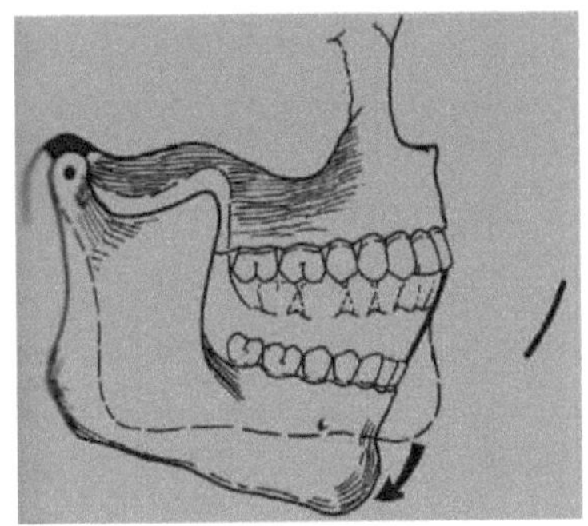

MOVIMENTO DE ROTAÇÃO DA MANDÍBULA COM OS CÔNDILOS EM POSIÇÃO DE CHARNEIRA TERMINAL

Em relação cêntrica, a mandíbula pode ser rodada em torno do eixo horizontal até uma distância de apenas 20 a 25 mm, medida entre os bordos incisais dos incisivos maxilares e mandibulares. Neste ponto de abertura, os ligamentos temporomandibulares contraem-se, após o que a abertura contínua resulta numa translação anterior e inferior dos côndilos.

À medida que os côndilos transladam, o eixo de rotação da mandíbula desloca-se para os corpos dos ramos na área de fixação do ligamento esfenomandibular, resultando na fase 2nd dos movimentos do bordo de abertura posterior. A abertura máxima situa-se no intervalo de 40 a 60 mm quando medida entre os bordos incisais dos dentes maxilares e mandibulares.

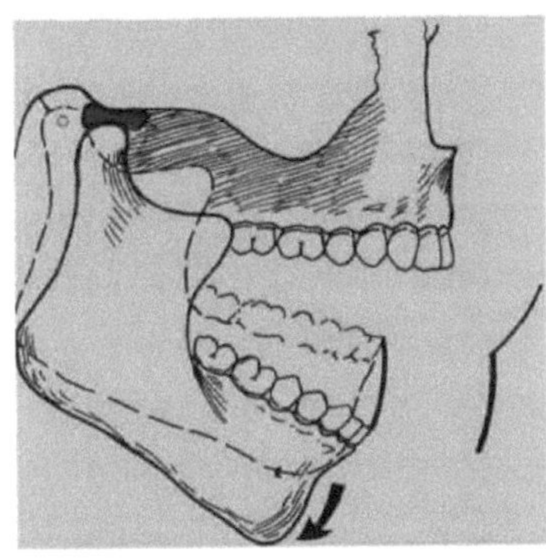

2ª FASE DO MOVIMENTO DE ROTAÇÃO DURANTE O MOVIMENTO

(2.) Movimentos da borda de abertura anterior:

Com a mandíbula aberta ao máximo, a protrusão, acompanhada pela contração dos pterigóides laterais inferiores, irá gerar o movimento do bordo de abertura anterior. Como o movimento protrusivo máximo é determinado em parte pelo ligamento estilomandibular, quando ocorre o fechamento, o aperto dos ligamentos produz um movimento posterior dos côndilos.

A posição condilar é a mais anterior na posição maximamente aberta, mas não na posição maximamente protruída. O movimento posterior do côndilo da posição maximamente aberta para a posição máximamente protruída produz excentricidade no movimento da borda anterior, portanto não é um movimento de dobradiça puro.

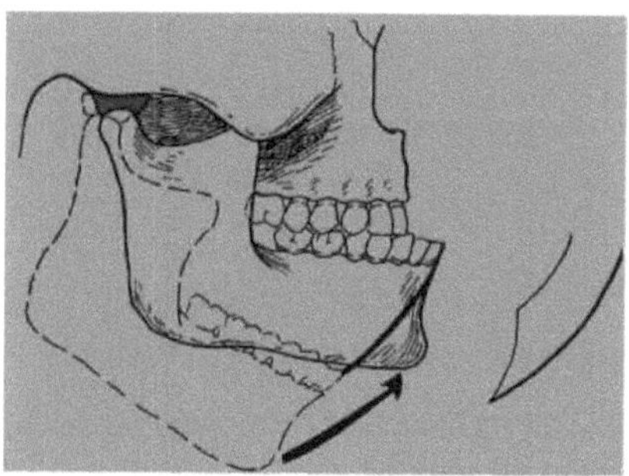

MOVIMENTO DO BORDO DE ABERTURA ANTERIOR NO PLANO SAGITAL

(3.) Movimentos superiores da fronteira de contacto :-

■ É determinado pelas caraterísticas das superfícies de oclusão

dos dentes. Ao longo de todo este movimento, o contacto dentário está presente. O contacto dentário inicial, em relação cêntrica, ocorre entre as inclinações mesiais de um dente maxilar e as inclinações distais de um dente mandibular.

■ Se uma força muscular for aplicada à mandíbula, ocorrerá um movimento ou deslocamento superoanterior até que a posição intercuspídea seja alcançada. Na posição intercuspídea, os dentes anteriores opostos contactam normalmente. As bordas incisais dos dentes mandibulares movem-se anteroinferiormente sobre as inclinações linguais dos dentes maxilares. Isto continua até que os dentes maxilares e mandibulares estejam numa relação de borda a borda. O movimento horizontal continua até que os bordos incisais dos dentes mandibulares ultrapassem os bordos incisais dos dentes maxilares. Neste ponto, a mandíbula move-se numa direção superior até os dentes posteriores entrarem em contacto.

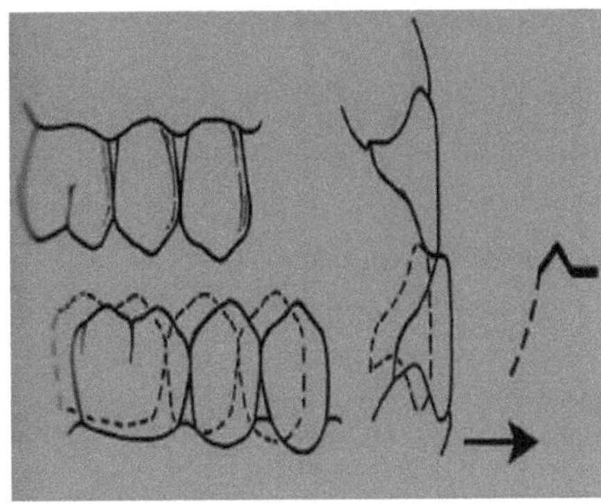

Os contactos oclusais dos dentes posteriores ditam então o caminho restante para o movimento protrusivo máximo, que se junta à posição mais superior do movimento do bordo de abertura anterior.

(4.) Movimentos funcionais :-.

Os movimentos funcionais ocorrem durante a atividade funcional da mandíbula. Normalmente, têm lugar no âmbito dos movimentos fronteiriços e, por conseguinte, são considerados movimentos livres. A maioria das actividades funcionais requer uma intercuspidação máxima e, por conseguinte, começa na posição intercuspídea e abaixo dela.

Se o movimento de mastigação for examinado no plano sagital, verifica-se que o movimento começa na posição intercuspídea e desce para baixo e ligeiramente para a frente até à posição da abertura desejada. Em seguida, regressa numa trajetória mais reta, ligeiramente posterior ao movimento de abertura.

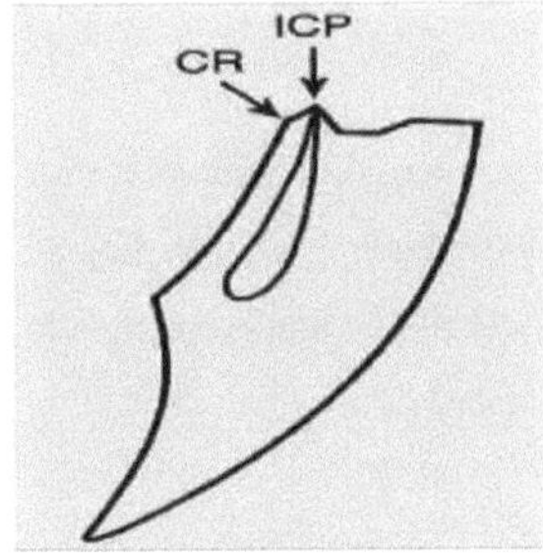

CR= Relação cêntrica

ICP= Posição Intercuspal Máxima

ACIDENTE VASCULAR CEREBRAL MASTIGATÓRIO COM MOVIMENTO DO BORDO NO PLANO SAGITAL

FRONTEIRA DO PLANO HORIZONTAL E MOVIMENTOS FUNCIONAIS

Tradicionalmente, um dispositivo conhecido como traçador de arco gótico tem sido usado para registar o movimento mandibular no plano horizontal. Quando os movimentos mandibulares são visualizados no plano horinzontal, pode ser visto *um padrão em forma de losango* que tem um componente funcional, bem como quatro componentes de movimento distintos:-

1. Borda lateral esquerda

2. Margem lateral esquerda contínua com protrusão

3. Borda lateral direita

4. Margem lateral direita contínua com protrusão

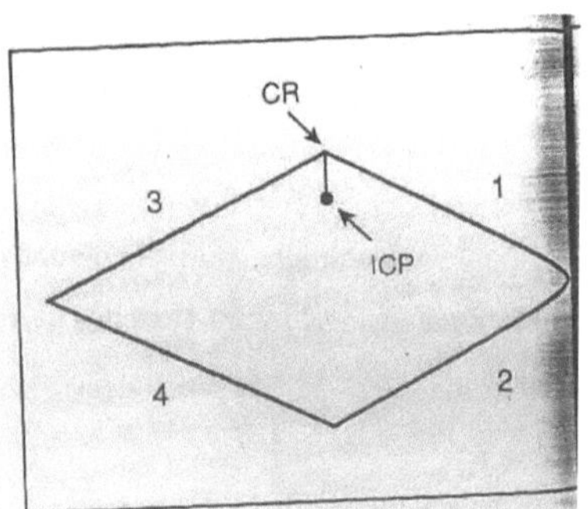

FIG. 4-21 Mandibular border movements in the horiz. plane. *1*, Left lateral; *2*, continued left lateral with proti. *3*, right lateral; *4*, continued right lateral with protrusion. Centric relation; *ICP*, intercuspal position.

Movimentos do bordo mandibular no plano horizontal

1. Movimentos do bordo lateral esquerdo

Com os côndilos na posição de relação cêntrica, a contração do músculo pterigoide lateral inferior direito faz com que o côndilo direito se desloque anterior e medialmente (também inferiormente). Se o pterigoide lateral inferior esquerdo permanecer relaxado, o côndilo esquerdo permanecerá situado na relação cêntrica e o resultado será um movimento da borda lateral esquerda.

2. Movimentos contínuos do bordo lateral esquerdo com protrusão

Com a mandíbula na posição de borda lateral esquerda, a contração do músculo pterigoide lateral inferior esquerdo, juntamente com a contração contínua do músculo pterigoide lateral inferior direito, fará com que o côndilo esquerdo se mova anteriormente e para a direita. Uma vez que o côndilo direito já se encontra na sua posição anterior máxima, o movimento do côndilo esquerdo para a sua posição anterior máxima irá causar um deslocamento da linha média mandibular para trás, de modo a coincidir com a linha média da face.

3. Movimentos do bordo lateral direito

A contração do músculo pterigoide lateral inferior esquerdo fará com que o côndilo esquerdo se desloque anterior e medialmente (também inferiormente). Se o músculo pterigóideo lateral inferior direito permanecer relaxado, o côndilo direito permanecerá sentado na posição de relação cêntrica. O movimento mandibular resultante será um movimento da borda lateral direita.

4. Movimentos contínuos do bordo lateral direito com protrusão

Com a mandíbula na posição de borda lateral direita, a contração do músculo pterigoide lateral inferior direito, juntamente com a contração contínua do pterigoide lateral inferior esquerdo, fará com que o côndilo direito se desloque para a frente e para a esquerda. Como o côndilo esquerdo já está na posição anterior máxima, o movimento do côndilo direito para a sua posição anterior máxima causará um deslocamento da linha média mandibular para trás, de modo a coincidir com a linha média da face. Isto completa o movimento da borda mandibular no plano horizontal.

Movimentos funcionais

Tal como no plano sagital, o movimento funcional no plano horizontal ocorre mais frequentemente na posição intercuspídea. Durante a mastigação, a amplitude do movimento da mandíbula começa a alguma distância da posição intercuspídea máxima; no entanto, à medida que o alimento é dividido em partículas mais pequenas, a ação da mandíbula aproxima-se cada vez mais da posição intercuspídea.

BORDA FRONTAL (VERTICAL) E FUNCIONAL MOVIMENTOS

Quando o movimento mandibular é visto no plano frontal, pode ser visto *um padrão em forma de escudo* que tem um componente funcional, bem como quatro componentes de movimento distintos:-

1. Borda superior lateral esquerda

2. Limite da abertura lateral esquerda

3. Borda superior lateral direita

4. Movimentos do bordo de abertura lateral direito

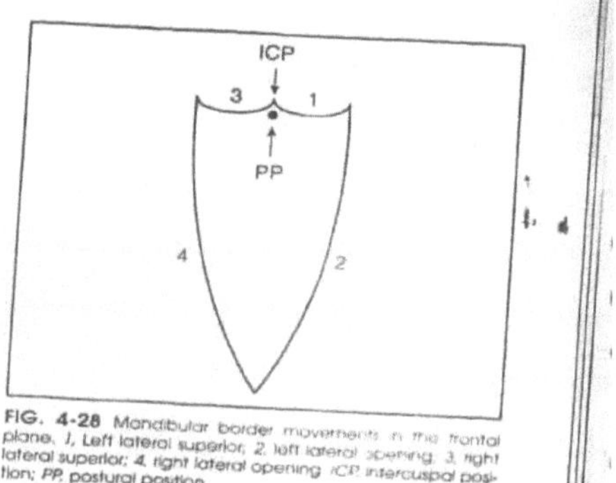

FIG. 4-28 Mandibular border movements in the frontal plane. 1, Left lateral superior; 2, left lateral opening; 3, right lateral superior; 4, right lateral opening ICP, intercuspal position; PP, postural position.

Movimentos mandibulares no plano frontal

1 Movimentos do bordo superior lateral esquerdo

Com a mandíbula na máxima intercuspidação, é feito um movimento lateral para a esquerda. A natureza precisa deste percurso é determinada principalmente pela morfologia e pelas relações interarcos dos dentes maxilares e mandibulares que estão em contacto durante este movimento. De influência secundária são a relação côndilo-disco-fossa e a morfologia do lado de trabalho.

2 . Movimentos do bordo de abertura lateral esquerdo

A partir da posição máxima do bordo superior lateral esquerdo, o movimento de abertura da mandíbula produz uma trajetória convexa lateral. À medida que se aproxima a abertura máxima, os ligamentos contraem-se e produzem um movimento dirigido medialmente que provoca um desvio para trás na linha média mandibular para coincidir com a linha média da face.

3 Movimentos do bordo superior lateral direito

Uma vez registados os movimentos do bordo frontal esquerdo, a mandíbula volta à sua máxima intercuspidação. A partir desta posição, é efectuado um movimento lateral para a direita, semelhante ao movimento do bordo superior esquerdo. Podem ocorrer ligeiras diferenças devido aos contactos dentários envolvidos.

4 . Movimentos do bordo de abertura lateral direito

A partir da posição máxima do bordo lateral direito, um movimento de abertura da mandíbula produz um trajeto convexo lateral semelhante ao do movimento de abertura à esquerda. À medida que se aproxima a abertura máxima, os ligamentos contraem-se e produzem um movimento dirigido medialmente que causa um desvio para trás na linha média mandibular para coincidir com a linha média da face e terminar este movimento de abertura à esquerda.

Como nos outros planos, os movimentos funcionais no plano frontal começam e terminam na posição intercuspídea. Durante a mastigação, a mandíbula desce diretamente para baixo até atingir a abertura desejada. Em seguida, desloca-se para o lado em que o bolo alimentar é colocado e sobe. À medida que se aproxima da máxima intercuspidação, o bolo é baixado entre os dentes opostos. No milímetro de fecho, a mandíbula desloca-se rapidamente para a posição intercuspídea.[23]

ENVELOPE DE MOVIMENTO

Foi descrito pela primeira vez por Posselt em 1952. Quando combinamos os movimentos da borda de todos os 3 planos (isto é, sagital, horizontal e frontal), pode ser produzido um envelope tridimensional de movimento que representa a gama máxima de movimentos da mandíbula. O envelope de movimento é mais longo e mais largo superiormente e estreita-se até um ponto próximo da posição de abertura máxima da boca. Assim, à medida que a separação da mandíbula aumenta, o espaço para o movimento diminui até zero na posição de abertura máxima da boca. Embora o envelope tenha esta forma caraterística, existem diferenças de pessoa para pessoa.

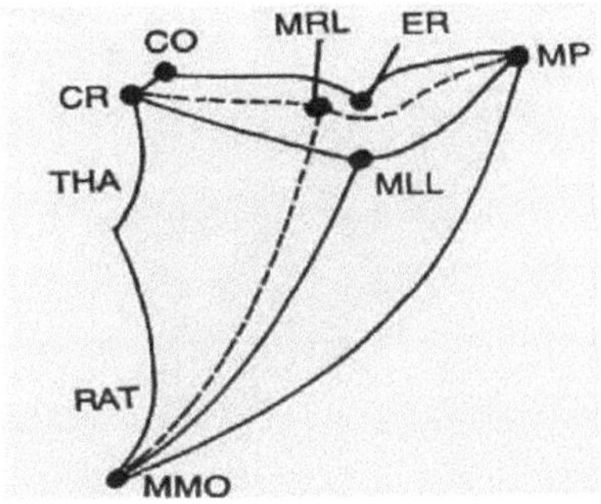

A superfície superior do envelope é determinada pelo contacto com o dente, enquanto os outros limites são determinados principalmente pelos ligamentos e pela anatomia da articulação que restringem ou limitam o movimento.

À medida que a musculatura começa a contrair-se e a mover a mandíbula para a direita, o côndilo esquerdo é impelido para fora da sua posição de relação cêntrica. Como o côndilo esquerdo está a orbitar anteriormente em torno do eixo frontal do côndilo direito, ele encosta-se à vertente posterior da eminência articular, o que causa o movimento inferior do côndilo em torno do eixo sagital com a consequente inclinação do eixo frontal. Adicionalmente, o contacto dos dentes anteriores produz um movimento inferior ligeiramente maior na parte anterior da mandíbula do que na parte posterior, o que resulta num movimento de abertura em torno do eixo horizontal. Tudo isto acontece dentro do envelope de movimento e é intrinsecamente controlado pelo sistema neuromuscular para evitar lesões em qualquer parte das estruturas orais .[23]

> ASSIM, UM BOM CONHECIMENTO DOS ELEMENTOS DOS MOVIMENTOS MANDIBULARES É A CHAVE PARA A ESCOLHA E UTILIZAÇÃO DE ARTICULADORES NO DESENVOLVIMENTO DA OCLUSÃO.

9. REVISÃO DA LITERATURA

Borgh O e Posselt U[24] **(1958)** efectuaram registos do eixo de abertura da dobradiça com a ajuda de um arco facial cinemático montado num articulador Hanau modificado. Foram realizadas três séries experimentais, tanto com aberturas de 10 graus como de 15 graus: (1) dez registos de dupla face com uma magnitude de abertura de 10 graus, (2) dez registos de dupla face com uma magnitude de abertura de 15 graus, e (3) dez registos de dupla face, cada um dos quais foi precedido pela separação e remontagem do arco facial no articulador. Nos resultados, verificou-se que o eixo do movimento da dobradiça, tal como realizado no articulador, não podia ser registado sem erro nos graus de abertura acima referidos. Os intervalos de variação corresponderam a áreas com diâmetros de 1,0 a 1,5 mm, ligeiramente menores com 15 graus do que com 10 graus de abertura.

Flinchbaugh RW[25] **. (1958)** descreveu uma modificação do articulador Hanau H e do arco facial, que aumentaria o seu âmbito de utilidade sem custos significativos. Afirmou que o equivalente mecânico do protésico para as posições e movimentos da mandíbula é o articulador dentário. A orientação dos moldes dentários em três planos e a localização dos pontos axiais de rotação dos côndilos mandibulares, com a transferência deste eixo de articulação para o eixo mecânico do articulador, são aspectos de uma técnica altamente refinada. Apresentou um procedimento através do qual um articulador muito utilizado pode ser modificado para tornar possíveis estes registos. As modificações foram feitas do ponto de vista da simplicidade, economia e precisão aceitável. Além disso, não foram efectuadas alterações irreversíveis no articulador original.

Stuart CE.[26] **(1959)** descreveu os usos de um articulador, sua relação com a anatomia e fisiologia do órgão oral, os movimentos da mandíbula e enfatizou a importância de reproduzir esses movimentos fronteiriços e habituais com o articulador. O autor sublinhou a necessidade de utilizar com precisão um articulador. Descreveu um método preciso de estudo do articulador, que consiste numa complexidade de problemas geométricos planos e sólidos muito simples que podem ser facilmente resolvidos. Concluiu ainda que é impossível progredir na nossa aprendizagem no campo da medicina dentária se não dominarmos e compreendermos o sistema mastigatório e a articulação temporomandibular.

Mahdy AS El[27] **(1963)** descreveram um articulador totalmente ajustável, que também era simples de utilizar. Afirmaram que muitos dos articuladores normalmente utilizados têm algumas limitações. Os articuladores Hanau Modelo H e Dentatus têm distâncias intercondilares fixas e, por isso, não permitem um controlo adequado dos movimentos laterais. A inclinação condilar horizontal dos articuladores Hanau Modelo H e Dentatus é uma linha reta. A verificação das relações posicionais dos moldes em ambos os articuladores só pode ser feita em duas dimensões - direcções antero-posterior e lateral. Ambos os articuladores são incapazes de avaliar o efeito de um contacto oclusal prematuro no conjunto condilar, que é um fator importante na análise da oclusão e nas desordens da articulação temporomandibular. Para ultrapassar estas limitações, descreveram um novo articulador, que tinha a vantagem de ser adequadamente ajustável, mas simples. O articulador era capaz de reproduzir as caraterísticas mais importantes da articulação da articulação temporomandibular, nomeadamente: (1) a inclinação horizontal do trajeto condilar em linha reta (a sua parte média), (2) a inclinação lateral do trajeto condilar, e (3) a distância intercondilar. O articulador permitiu uma análise da oclusão para doenças periodontais ou desordens temporomandibulares, construção de próteses parciais ou qualquer outra fase da medicina dentária em que o exame da oclusão seja necessário. Este articulador permitiu uma melhor compreensão dos movimentos dos maxilares e a sua representação nos instrumentos dentários.

Weinberg LA.[28] **(1963)** avaliou o princípio arcon no mecanismo condilar de articuladores ajustáveis. Avaliou o articulador condilar (não arcon) com o articulador arcon, e os registos protrusivos e laterais foram colocados em ambos os tipos de instrumentos e as leituras foram calculadas matematicamente. O articulador não arcondilar utilizado foi o articulador de Hanau e o articulador arcondilar utilizado foi o articulador de Bergstrom. Na posição protrusiva, ambos os instrumentos efectuaram a mesma medição. As posições condilares de equilíbrio foram idênticas em ambos os articuladores. As leituras do ângulo de Bennett eram diferentes nos dois instrumentos devido ao método mecânico de produzir o movimento. A posição do côndilo de equilíbrio e o movimento eram idênticos em cada instrumento. Concluiu que os articuladores com e sem arco produzem o mesmo movimento porque a orientação condilar é o resultado da interação de uma bola condilar num plano inclinado. As provas matemáticas demonstram que nenhum dos instrumentos tem qualquer vantagem específica sobre o outro.

Lauritzen AG e Wolford LW[29] **(1964)** descreveram o método do molde dividido para técnicas de articulador. Afirmaram que os moldes divididos adequadamente construídos proporcionam um meio simples e fiável de obter um elevado grau de precisão na montagem do articulador e na verificação das definições do articulador a partir dos registos oclusais. O "molde dividido" é essencialmente um molde maxilar construído em duas partes com uma divisão horizontal. A primeira parte do molde, que duplica os dentes maxilares, ou é o molde de montagem da prótese superior, é designada por base primária. A segunda parte, que se adapta à base primária e está fixada de forma permanente ao membro superior do articulador, é designada por base secundária. Uma vez obtida a relação correta da dobradiça terminal (cêntrica) no articulador, os moldes divididos permitem ajustar com precisão o articulador através de registos da relação protrusiva e lateral do maxilar. A inclinação horizontal do côndilo é ajustada a partir do registo protrusivo. Resumiram que este método é utilizado para verificar a exatidão das fixações de gesso na relação de articulação terminal em qualquer articulador ajustável. O método do molde dividido também fornece um meio preciso de ajustar o articulador a partir de registos posicionais (protrusivos e laterais) interoclusais.

Strohaver RA. [30](1972) comparou as montagens do articulador feitas com registos da relação cêntrica e da posição miocêntrica. Afirmou que a posição miocêntrica também pode ser utilizada para coordenar a oclusão, que é a posição para a qual os músculos transportam a mandíbula, se não existirem factores de deflexão nos dentes ou no rebordo de oclusão, e é registada automaticamente, sem manipulação da mandíbula pelo dentista ou fecho voluntário pelo paciente, através da utilização de um dispositivo eletrónico denominado Jankelson Myo-Monitor. Um estudante de pós-graduação de 31 anos de idade, do sexo masculino, serviu como sujeito com um complemento completo de dentes naturais. Foi utilizado o articulador Hanau OSU Modelo 130-28. Foram selecionados quatro métodos de registo da relação cêntrica para comparação: (1) Método Z - técnica descrita por Huffman, Regenos e Taylor; (2) Método W - método descrito por Wirth e Aplin; (3) Método P - técnica descrita por Boucher para registo da relação cêntrica; (4) Método A - técnica utilizada por Stuart. No método M, os registos da posição miocêntrica foram efectuados com o Jankelson Myo-Monitor.

Três dentistas efectuaram, cada um, uma série de 3 registos interoclusais por cada um dos métodos descritos. Os resultados mostraram que (1) o Método Z produziu o grupo menos variável de montagens do articulador feitas com registos interoclusais. (2) O método Z também produziu as relações mais póstero-superiores (retruídas) do molde mandibular em relação ao eixo do articulador. (3) Os registos da posição miocêntrica feitos com o Jankelson Myo-Monitor (Método M) produziram o grupo mais variável de montagens do articulador. (4) O método M também produziu as relações mais anteroinferiores (protruídas) do molde mandibular ao eixo do articulador.

Bellanti ND[31] (1973) comparou um articulador semi-ajustável com um articulador totalmente ajustável. O articulador semi-ajustável utilizado foi o articulador WhipMix, que guia apenas a componente lateral do movimento condilar rotativo, e o articulador totalmente ajustável utilizado foi o articulador Denar D4A, que pode ser configurado para simular todas as componentes dos movimentos mandibulares. O objetivo do estudo foi medir as discrepâncias que podem existir na capacidade do articulador devido à simulação incompleta do movimento. Foram medidos os efeitos da largura intercondilar, do momento da mediotrusão, da forma da parede superior, da direção da laterotrusão e do deslocamento lateral imediato e verificou-se que todos produziram uma variação significativa. Concluiu-se que o erro produzido pela utilização do articulador semi-ajustável pode resultar na necessidade de mais do que um ajuste oclusal excêntrico mínimo ou quantidades descontroladas de desoclusão de próteses fixas, e que é necessário um articulador com uma vasta gama de ajuste da largura intercondilar e com paredes da fossa posterior, medial e superior ajustáveis para reproduzir os efeitos do deslocamento lateral mandibular com uma precisão razoável.

Javid NS.[32] (1974) estudou as trajectórias condilares sagital e lateral em diferentes articuladores. Ele estudou os ângulos de orientação condilar para o deslocamento lateral progressivo protrusivo e lateral em três tipos diferentes de articuladores. Foram utilizados dois articuladores Denar D4-A, dois Whip-Mix e dois Hanau modelo 13028. Foram utilizados cinco pacientes cujos eixos cinemáticos haviam sido localizados. Foram selecionados dois articuladores de cada tipo para comparar as leituras das suas guias condilares. Os registos interoclusais protrusivos e laterais foram feitos em acrílico. As orientações condilares protrusivas e laterais de todos os seis articuladores foram ajustadas com os registos interoclusivos protrusivos e laterais. Concluiu que a orientação condilar do articulador Denar é mais estável do que a do Hanau ou do WhipMix utilizados neste estudo. Além disso, em todos os articuladores, o ajuste dos registos interoclusais laterais foi muito mais fácil do que o ajuste dos registos interoclusais protrusivos.

Tanaka H e Beu RA.[33] **(1975)** descreveram um novo articulador semi-ajustável. Afirmaram que os articuladores que são semi-ajustáveis para a distância intercondilar não compensam adequadamente a colocação dos centros de rotação verticais de um paciente. Uma distância intercondilar totalmente ajustável permitirá alterações destes centros de rotação. Discutiram um articulador cujo desenho e construção se baseiam na teoria de que não é necessário um ajuste intercondilar. Um ajuste da parede posterior no alojamento condilar compensa a falta de um ajuste intercondilar. A guia ajustável dentro das caixas condilares são (1) as guias Bennett, (2) as guias condilares horizontais e (3) uma parede posterior ajustável. A parede posterior combina-se para compensar a falta de um ajuste da distância intercondilar no articulador. O articulador é ajustado com registos interoclusais. Tentaram melhorar o mecanismo do articulador em relação aos articuladores semi-ajustáveis existentes, o que também seria económico.

Javid NS e Porter MR.[34]**(1975)** investigaram a exatidão da fórmula de Hanau para utilização na construção de dentaduras completas. Foram utilizados seis articuladores (dois Denar D4-A, dois Whip Mix e dois modelos Hanau 130-28). Foram efectuadas impressões em alginato da maxila e da mandíbula e duplicadas para cinco pacientes. O kit de arco facial com eixo de articulação da Denar foi utilizado para transferir o molde superior de todos os pacientes para os articuladores. Os moldes mandibulares foram articulados em máxima intercuspidação. Foram efectuados registos interoclusais protrusivos e laterais para cada paciente. As inclinações condilares horizontais e laterais foram ajustadas em todos os articuladores utilizando os registos protrusivos e laterais. Os registos reais foram comparados com os valores obtidos através da fórmula de Hanau. Concluíram que ocorreu uma diferença significativa nas médias das leituras condilares quando o articulador Hanau foi ajustado com um registo interoclusal lateral e a fórmula de Hanau. A variação das médias das orientações condilares laterais dos articuladores de Hanau utilizando a fórmula de Hanau foi pequena. Esta pequena possibilidade de variação na orientação condilar lateral sugere a utilização de registos interoclusais laterais quando são necessários procedimentos de restauração precisos.

Hobo S, Shillingburg HT Jr e Whitsett LD[35] **(1976)** descreveram a seleção de articuladores para dentisteria de restauração. Descreveram os tipos de interferências oclusais, os efeitos do eixo dente-articulação, a distância intetcondilar e a inclinação condilar na morfologia oclusal. Referiram que um articulador não ajustável com uma trajetória condilar fixa é aceitável para restaurações unitárias. Uma inclinação condilar fixa de 20° é desejável porque o erro será normalmente um erro negativo. Podem ser fabricadas restaurações múltiplas ou FPDs num articulador semi-ajustável. Uma transferência face-bow minimizará os erros do eixo da dobradiça do dente. O articulador totalmente ajustável é indicado para o tratamento extensivo da oclusão, para movimentos significativos de deslocamento lateral e para restaurar a dimensão vertical perdida da oclusão.

Beck DB e Knap FJ[36] **(1976)** estudaram a fiabilidade de articuladores totalmente ajustáveis utilizando uma análise computorizada. Os principais objectivos deste estudo foram: (1) determinar se um articulador ajustado para os registos de um sujeito, quer sejam registos posicionais ou traçados pantográficos, reproduz com precisão o movimento mandibular desse sujeito, que é registado por um aparelho de deteção do movimento mandibular computorizado, e (2) comparar a precisão de um articulador ajustado para registos posicionais com um ajustado para traçados pantográficos. O estudo foi efectuado com cinco indivíduos, todos eles com um conjunto completo de dentes naturais ou com próteses parciais fixas. Foram obtidos moldes em pedra artificial a partir de impressões reversíveis de hidrocolóide para cada sujeito e utilizados para fazer embraiagens de Ticonium personalizadas e conjuntos de pinos e placas de alumínio. Estes conjuntos foram transferidos para a boca do paciente e ligados a um sensor para registar os movimentos. Em seguida, os moldes foram montados nos articuladores através de registos posicionais e traçados pantográficos, e os registos foram efectuados da mesma forma com o sensor. Os articuladores utilizados foram o Hanau 130-21 e o Denar D5A. As conclusões foram as seguintes (1) A análise estatística dos dados gráficos não mostrou diferença significativa entre os articuladores Denar D5A e Hanau 130-21 para os cinco sujeitos testados. (2.) O ângulo médio do arco gótico horizontal nos incisivos foi de 135° . (3.) O curso funcional para os sujeitos foi de aproximadamente 5 mm. na região dos incisivos e 2,5 a 3 mm. em cada região dos molares. (4.) Ambos os articuladores Denar D5A e Hanau 130-21 reproduziram adequadamente o movimento da mandíbula para os cinco indivíduos testados.

Mohamed SE, Schmidt JR e Harrison JD[37] **(1976)** realizaram um estudo para obter dados a partir dos quais se poderiam fazer alguns juízos preliminares relativamente ao tipo de articuladores que estão a ser utilizados para procedimentos laboratoriais de restauração em consultórios dentários. Os dados foram obtidos a partir de respostas a questionários enviados a 305 laboratórios dentários certificados selecionados aleatoriamente ao longo da costa leste, no estado de Illinois, EUA, e no grupo de estados que participam no Central Regional Dental Testing Service, EUA. Concluíram que 64% dos dentistas praticantes utilizavam uma dobradiça ou um articulador simples, 26% utilizavam um semi-ajustável e 10% utilizavam um articulador totalmente ajustável. As queixas mais comuns dos técnicos de laboratório eram registos de registo deficientes e impressões deficientes. Eles preferiam que o dentista articulasse os moldes antes de os enviar para o laboratório. Os autores pensaram que seria melhor colocar a ênfase na seleção de um articulador dependente da dificuldade encontrada em cada paciente, em vez de aprender a usar um articulador.

Finger IM e Tanaka H[38] (1977) investigaram a capacidade do articulador Hanau XP-51. O objetivo do estudo era investigar (1) se a parede posterior ajustável no alojamento condilar do articulador Hanau XP-51 compensaria a falta de uma distância intercondilar ajustável e (2) se os movimentos laterais medidos no ponto incisal superior do maxilar e na cúspide mesiolingual dos primeiros molares superiores, expressos em ângulos, eram semelhantes nestes articuladores. O articulador Stuart, totalmente ajustável, foi utilizado como instrumento de controlo na sua qualidade de instrumento semi-ajustável. O Hanau XP-51 foi investigado comparando os seus movimentos ao nível da cúspide com os do articulador Stuart, quando guiado por elementos condilares rectos. Concluiu-se que o articulador experimental Hanau XP-51 podia reproduzir movimentos específicos efectuados pelo articulador Stuart. Para além disso, verificou-se que a parede posterior ajustável dentro da caixa condilar compensava a falta de uma distância intercondilar ajustável neste articulador.

Coye RB.[39] (1977) determinou a variabilidade envolvida no ajuste de um articulador gnatológico totalmente ajustável a um traçado pantográfico de parâmetros conhecidos, eliminando assim o problema de ajustar o articulador com informações incorrectas. Os traçados pantográficos foram efectuados num articulador gnatológico totalmente ajustável, utilizando um pantógrafo controlado pneumaticamente e blocos de montagem especiais para fixar o dispositivo de traçado ao instrumento. Não foram utilizados traçados do paciente. O instrumento foi então ajustado arbitrariamente para valores escolhidos aleatoriamente, e um traçado foi feito de maneira normal. Todas as definições foram repostas para a definição zero, com exceção da inclinação horizontal do côndilo, que foi definida em aproximadamente 25 graus para ajudar a manter o membro superior do articulador arcone totalmente assente nas esferas condilares. O articulador e o traçado pantográfico ainda montado foram então entregues a sete dentistas, com instruções escritas para ajustar o instrumento para seguir exatamente as linhas, ao contrário de outros métodos que recomendam o ajuste fora das linhas. Foram registadas sete configurações, com a direita e a esquerda para cada uma. Foram elas: (1) protrusivo, (2) deslocamento lateral imediato, (3) deslocamento lateral progressivo, (4) parede traseira, (5) parede superior, (6) eixo vertical e (7) órbita. Foram avaliadas as diferenças entre as definições, os traçados e a consistência do operador. Os resultados mostram que existe uma diferença estatisticamente significativa tanto na magnitude como na variabilidade do erro encontrado quando se ajusta um articulador totalmente ajustável a um traçado pantográfico de valores conhecidos produzido por meios mecânicos, em vez de por um doente. A magnitude do erro apresentado é muito pequena, mesmo para as definições que produziram o maior erro. O maior erro global foi produzido pelo ajuste da parede superior, ou pelo ajuste surtrusivo/detrusivo. Os ajustes da parede traseira e da parede superior não têm praticamente qualquer efeito, a menos que haja um deslocamento lateral imediato significativo. Verificou-se uma variação significativa entre os traçados e as definições do operador foram consistentemente mais elevadas (mais positivas) do que os valores reais. Os autores resumiram que as causas exactas da variabilidade e os efeitos que os vários ajustamentos têm uns sobre os outros necessitam de mais investigação.

Gibbs CH e Derda HJ[40] **(1977)** descreveram um novo articulador, denominado "Case Articulator", que tem as vantagens da rigidez de um articulador simples no membro superior e a flexibilidade de um articulador ajustável no membro inferior. Uma ligação entre os membros e a estrutura, juntamente com os controlos posteriores, estabelece uma gama completa de movimentos funcionais de mastigação e define as trajectórias laterais extremas ou de borda. O articulador tem controlos do elemento condilar que permitem libertar e voltar a montar o molde mandibular de uma forma que tem a mesma função que a técnica do molde dividido, mas este método é mais rápido e mostra a quantidade de discrepância. O controlo do elemento condilar é uma melhoria em relação aos dispositivos existentes para a comparação dos registos interoclusais, na medida em que não só indica as diferenças de posição, mas também permite uma remontagem rápida dos moldes num articulador funcional. Outras caraterísticas do articulador são: (1) um mecanismo de bloqueio condilar que é ativado apenas por meia volta, (2) tensão de mola ajustável, (3) controlos precisos de cêntrico longo e cêntrico largo, (4) um pino incisal que pode ser removido e substituído no articulador sem alterar a sua configuração, (5) um movimento Bennett cuidadosamente selecionado para evitar a complicação de um tipo de arco facial de pantógrafo, e (6) um novo tipo de placa de montagem de parede de esponja que suporta ambos os moldes para montagem simultânea.

Winstanley RB.[41] **(1977)** investigou a reprodutibilidade das definições do articulador obtidas a partir de registos gráficos utilizando o pantógrafo Denar e o articulador Denar D4-A. As embraiagens foram construídas em moldes de diagnóstico superior e inferior de um paciente com uma dentição completa. As embraiagens foram rigidamente cimentadas aos moldes. As embraiagens e os moldes de diagnóstico foram montados no articulador. O pantógrafo foi montado no articulador e ligado rigidamente às embraiagens. Foi pedido a seis dentistas experientes, seis técnicos de laboratório dentário e seis estudantes de medicina dentária que ajustassem o articulador de modo a que as pontas seguissem novamente os traçados. Apenas dois dos 18 participantes tinham experiência na utilização do articulador Denar. Nesta experiência em particular, apenas foram efectuados os ajustes da inclinação condilar protrusiva sagital e do side-shift imediato e progressivo, não tendo sido incluídos os ajustes "rear-wall" e "top-wall". A segunda experiência foi semelhante à anterior, mas incluiu os ajustes "rear-wall" e "top-wall". Uma terceira experiência foi realizada para verificar se poderiam ser obtidos melhores resultados quando os operadores experientes na utilização do sistema Denar ajustaram o articulador de modo a que os estiletes seguissem os traçados. Os resultados do estudo mostraram que a maioria dos ajustes do articulador eram reproduzíveis com um grau razoável de precisão. Os ajustes da parede posterior e da parede superior são de valor questionável na reprodução dos movimentos mandibulares com esta técnica, uma vez que os resultados para estes ajustes no presente estudo não foram fiáveis. No entanto, a familiarização com a técnica proporcionou melhores resultados.

Tanaka H e Finger IM[42] **(1978)** compararam três articuladores semi-ajustáveis comummente utilizados. No estudo, foi utilizado um articulador de arco amplamente utilizado, o Whipmix, e um articulador de tipo condilar, o Hanau 130-7, e o articulador Hanau XP-51. Os movimentos destes três articuladores foram comparados com os do articulador Stuart, que foi utilizado como instrumento de controlo. Apenas foram medidas as posições inicial e terminal. Os resultados mostraram que o ângulo de compensação no articulador Hanau XP-51 era proporcional à magnitude da distância intercondilar. Além disso, o movimento excêntrico dos articuladores Hanau 130-7, Hanau XP-51 e Whipmix, ao nível da cúspide, seguiu o movimento excêntrico apresentado pelo articulador de controlo (articulador Stuart), quando guiado por elementos condilares rectos. Concluíram que, para que as restaurações funcionem harmoniosamente na boca do paciente, devem ser feitas num instrumento que possa reproduzir com precisão os movimentos selecionados da mandíbula. A escolha do articulador depende da precisão com que o dentista deseja trabalhar. Os mecanismos dos articuladores devem ser precisos, fáceis de ajustar e simples de compreender.

Loos LG. (1978)[43] descreveu que estão disponíveis adaptadores maquinados industrialmente e, por conseguinte, não são necessários arcos faciais diferentes para os respectivos articuladores. Os adaptadores permitiram que o arco facial Whip-Mix Qiuck Mount fosse transferido não só para o articulador Whip-Mix, mas também para o articulador Hanau H-2 e para o articulador Dentatus ARH. Os adoptantes são colocados no aspeto lateral da área condilar do articulador. Os braços posteriores do arco facial são suspensos posicionando os orifícios dos auriculares de plástico sobre os pinos laterais do adoptador. No entanto, podem ocorrer problemas potenciais quando se utilizam modelos mais antigos dos articuladores, uma vez que estes têm hastes condilares de tamanhos diferentes. Concluíram que os adoptadores permitem a transferência conveniente do arco facial Whip Mix Quick Mount para os articuladores normalmente utilizados.

Shafagh I e Amirloo R.[44] **(1979)** mediram o nível de replicabilidade de uma técnica clinicamente aceite para registar a relação cêntrica utilizando a orientação da ponta do queixo com um programador anterior. Foram selecionados indivíduos com oclusão de Classe I de Angle, com idades compreendidas entre os 20 e os 55 anos. Todos os indivíduos tinham dentições naturais completas com o mínimo de restaurações e sem evidência de disfunção sistémica ou fisiológica. O eixo da dobradiça terminal foi localizado em cada indivíduo e foram efectuados moldes precisos a partir de impressões. Estes foram montados num articulador Denar Modelo D4A através de um arco facial cinemático. Foi utilizado o mesmo articulador para todos os doentes. Os moldes montados foram então transferidos para o Veri-Check, um dispositivo de verificação para a análise das variabilidades dos registos da relação cêntrica em três dimensões. O programador anterior foi feito de modo a que a espessura média do registo na posição do pino incisal do articulador fosse de 1,45 mm. Desta forma, garantiu-se que os registos da relação cêntrica fossem feitos perto da relação vertical de oclusão estabelecida. O programador anterior foi fixado nos dentes anteriores superiores com um adesivo de dentadura. O dentista guiou a mandíbula com o polegar colocado na ponta do queixo e o indicador por baixo do queixo. Concluiu-se que a técnica de orientação do ponto do queixo, utilizando um programador anterior, tal como foi efectuada neste estudo, parece ser um método replicável de localização da relação cêntrica. O registo sequencial da relação cêntrica foi repetível em 60% dos doentes estudados.

Sweijd F.[45] **(1980)** descreveu um instrumento de registo que também funciona como articulador. Consiste num arco facial com pseudocôndilos que forma cavidades pseudocondilares num material de impressão colocado lateralmente a partir dos canais auditivos. A forma dos pseudocondilos é oblonga, de modo a poderem efetuar apenas os movimentos que formaram a cavidade, ou seja, todos os movimentos extremos e intermédios da mandíbula. O dispositivo de registo tridimensional proposto tem a vantagem de registar todos os movimentos condilares realizados pela mandíbula. O registo inclui não só as medidas clássicas como a relação cêntrica, os movimentos laterais e as relações protrusivas da mandíbula, mas também todos os movimentos intermédios. Isso aumenta a probabilidade de que nenhum movimento único seja omitido. Os registos oclusais eram intercambiáveis no articulador e na boca.

Schweitzer JM.[46] **(1981)** afirmou que todos os articuladores estão sujeitos a erros na manipulação e transferência de registos. A precisão da criação de uma articulação depende de um conceito de oclusão. Têm sido obtidos bons resultados utilizando diversas técnicas e articuladores. De longe, a maioria dos pacientes são tratados com sucesso por métodos bem estabelecidos de odontologia conformativa criados em articuladores simples. Os articuladores semi-ajustáveis, como o Hanau H ou instrumentos semelhantes, incorporam ideias convencionais. Concluíram que um articulador utilizável deve aceitar o arco facial e os registos interoclusais de cera, bem como permitir trajectórias ajustáveis do côndilo, mesa incisal e uma forma de movimento de Bennett. Uma vez ajustado, deve manter a posição.

Simonet PF e Clayton JA[47] (1981) efectuaram um estudo para determinar o efeito mecânico da mesa horizontal posterior e do stylus vertical, em condições controladas. Foi utilizado um articulador Denar D4A Arcon para gerar variáveis. As gravações foram feitas simultaneamente durante o mesmo movimento, com o stylus de um lado em movimento e o stylus do lado oposto parado. Um pantógrafo Denar modificado registou graficamente os movimentos gerados pelo articulador. O estudo-piloto do articulador incluiu seis fases definidas pelos seis parâmetros considerados mais importantes para determinar se diferentes configurações da mesa de agulhas pantográficas produziriam os mesmos registos gráficos: (1) alteração da dimensão vertical, (2) alteração do ângulo das mesas de registo, (3) alteração do ângulo das pontas em relação à mesa, (4) alteração da posição das pontas e das mesas de registo, (5) variação da largura dos interstícios entre as mesas de registo e as pontas de cada lado, e (6) alteração das configurações do ângulo de Bennett. Concluiu-se que podem ocorrer erros mecânicos nos traçados gráficos quando os estiletes verticais posteriores não se movem com a mandíbula e não são zerados em relação ao eixo da dobradiça terminal. Os erros foram significativos ao nível de 0,035 para as seguintes variáveis: (1) aumento da dimensão vertical, até 6mm, (2) alteração do ângulo dos estiletes e/ou das mesas entre si, até 30^0 , e (3) aumento da distância entre as mesas horizontais posteriores.

Yanus M, Finger IM e Weinberg R[48] (1983) compararam o dispositivo de montagem universal com um arco facial. Os objectivos deste estudo foram (1) determinar se as montagens fundidas feitas com um dispositivo de montagem produzem resultados significativamente diferentes quando comparadas com montagens arbitrárias com arco facial e com montagens com arco de dobradiça, e (2) determinar se as transferências de registos com arco facial são fiáveis (podem ser repetidas ou não). Neste estudo, foram utilizados dois tipos de arcos faciais: o arco auricular Hanau Slidematic e o arco facial Kinematic. Foi também utilizado o gabarito de montagem fabricado pela Hanau.

Foram selecionados aleatoriamente oito indivíduos dentados, duas mulheres e seis homens, com idades compreendidas entre os 25 e os 45 anos. Foram tiradas impressões e foram preparados moldes. As marcas foram estabelecidas nas cabeças dos pregos que foram cimentados com Dura-Lay em três locais em cada molde - no ponto médio acima da superfície facial dos primeiros molares direito e esquerdo, e num ponto acima das superfícies interproximais dos incisivos centrais. Foi feito um registo com o arco auricular e o arco facial cinemático, e os moldes foram montados num articulador Hanau. Os moldes também foram montados no articulador por meio do gabarito de montagem universal. As medições foram efectuadas com paquímetros de vernier. A análise de variância não revelou diferenças estatisticamente significativas nas medições quando as montagens foram efectuadas com vários tipos de arcos faciais ou com o dispositivo de montagem. Verificou-se que as transferências de registos com arco facial eram reprodutíveis no mesmo sujeito.

Bailey JO e Nowlin TP[49] (1984) compararam as relações entre o plano oclusal e o plano de Frankfort em radiografias cefalométricas com as transferidas para o articulador semi-ajustável de Hanau com dois terceiros pontos de referência recomendados. Dez indivíduos com um complemento completo de dentes maxilares participaram no estudo. Foi efectuada uma radiografia cefalométrica lateral padrão para cada indivíduo por um técnico. Uma impressão de alginato maxilar (hidrocolóide irreversível) e um registo do arco facial também foram feitos para cada sujeito. O arco facial foi o padrão Hanau 132-25m. O arco facial foi orientado para três pontos: os dois pontos posteriores no eixo arbitrário da charneira e o ponto anterior (orbitale). O molde maxilar de cada indivíduo foi montado no mesmo articulador Hanau modelo 130-28. Para a medição das radiografias, o ângulo de intersecção entre o plano de Frankfurt e o plano oclusal maxilar foi medido com um transferidor. Para a medição do molde montado, o ângulo de intersecção do plano horizontal do membro superior do articulador e o plano oclusal maxilar foi medido com um transferidor. Os resultados do estudo indicam que (1.) a relação plano de Frankfurt - plano oclusal maxilar existente num indivíduo não é transferida para o articulador de Hanau com os dois terceiros pontos de referência estudados, e (2.) a utilização da ranhura média no pino guia incisal como terceiro ponto de referência posiciona a férula maxilar no articulador de Hanau com tanta precisão como o ponteiro orbital.

Taylor TD, Huber LR e Aquilino SA[50] (1985) analisaram o ajuste condilar lateral de um articulador semi-ajustável não arcondicionado. Um articulador Denar D-5A totalmente ajustável foi selecionado e ajustado para produzir movimentos mandibulares simulados. Foram fabricadas e montadas embraiagens no articulador e foi efectuado um traçado pantográfico. Após o procedimento de traçado, as embraiagens e o pantógrafo foram transferidos para um articulador Hanau H-2 para análise. Foi efectuada uma análise do ajuste da inclinação lateral do côndilo do articulador semi-ajustável de calha de fenda utilizando um articulador totalmente ajustável como paciente simulado. Foram efectuados traçados pantográficos e transferidos para o articulador semi-ajustável. A inclinação lateral do côndilo do articulador foi então rodada para permitir que este seguisse os traçados pantográficos o mais próximo possível. Os resultados indicam que a fórmula de Hanau ou uma definição arbitrária de 15^0 a 20^0 não fornece a definição mais exacta possível do articulador.

Smith D E[51] (1985) realizou um inquérito para determinar o tipo de articuladores utilizados no ensino da prótese dentária fixa e removível. Os objectivos do estudo foram (1) identificar os tipos de articuladores utilizados no ensino da prótese dentária fixa e removível e (2) determinar as caraterísticas desejadas do desenho do articulador para o ensino da prótese dentária fixa e removível.

O inquérito foi realizado nas cinquenta e nove escolas de medicina dentária dos Estados Unidos, tendo resultado da análise do questionário as seguintes observações - (1.) Dos oitenta e um articuladores utilizados em prótese fixa e removível, sessenta e cinco eram do tipo arcon (2.) Os articuladores mais comuns utilizados foram o Whip-Mix (dezasseis escolas), o Hanau 158 (catorze escolas), o Hanau 96 H-2 (treze escolas) e o Denar Mark II (onze escolas) (3.) Os articuladores mais comuns utilizados nos programas de prótese fixa foram o Whip-Mix (dezasseis escolas) e o Denar Mark II (onze escolas), enquanto os articuladores mais comuns para prótese removível foram o Hanau 158 (catorze escolas) e o Hanau 96 H-2 (treze escolas) (4.) A diferença marcante nos requisitos dos programas de ensino de prótese fixa e removível foi que os de prótese fixa preferiam um articulador que permitisse a separação dos membros maxilar e mandibular, enquanto os de prótese removível não.

Curtis DA e Sorensen JA[52] (1986) compararam a capacidade de dentistas experientes e inexperientes para seguir traçados pantográficos de valores conhecidos e para determinar se a experiência era crítica. A investigação foi efectuada com o articulador Denar D-5A e o conjunto pantográfico Denar. Foi utilizado um articulador como modelo de paciente sem traçados reais gerados pelo paciente. Foram comparados os seguintes parâmetros: inclinação condilar, deslocamento lateral progressivo, deslocamento lateral imediato, configuração da parede superior e configuração da parede posterior. Foi pedido a oito dentistas experientes (que tinham completado mais de vinte pantógrafos clínicos e utilizado o pantógrafo pelo menos uma vez por mês na prática) e a oito dentistas inexperientes (que sabiam como utilizar o pantógrafo mas tinham completado menos de vinte pantógrafos clínicos) que ajustassem o articulador seguindo o traçado gráfico. Concluiu-se que (1.) Os erros absolutos médios em relação ao valor conhecido para a inclinação condilar e o deslocamento lateral progressivo foram mínimos para dentistas experientes e inexperientes, (2.) Os dentistas experientes demonstraram menos erros do que os dentistas inexperientes quando seguiram o traçado gráfico curto do deslocamento lateral imediato e da definição da parede superior, (3.) Os maiores erros foram encontrados com as definições da parede superior, (4.) Os erros absolutos médios em relação ao valor conhecido para a parede superior e a parede posterior foram pelo menos o dobro da inclinação condilar ou do deslocamento lateral progressivo.

Beard CC, Donaldson K e Clayton JA[53] (1986) investigaram as variações de idade ou sexo nas configurações do articulador registadas, em relação ao desvio lateral imediato, ao desvio lateral progressivo e às trajectórias protrusivas. O estudo foi realizado com 86 indivíduos, dos quais 46 eram mulheres. Os sujeitos também foram divididos em sete categorias de idade: 15 a 19, 20 a 42, 25 a 29, 30 a 34, 45 a 54 e 55 a 64 anos. Cada categoria continha um mínimo de 11 sujeitos. A faixa etária dos sujeitos variou de 15 a 63 anos. Neste estudo, as trajectórias condilares de cada indivíduo foram registadas pelo pantógrafo eletrónico (Pantronic). Foram registados o deslocamento lateral imediato, o deslocamento lateral progressivo e as trajectórias protrusivas. Depois de as trajectórias condilares de todos os 86 indivíduos terem sido registadas pelo Pantronic, as médias de cada indivíduo foram tabuladas para as definições do articulador em estudo. As médias e as médias foram calculadas para o desvio lateral imediato, o desvio lateral progressivo e as trajectórias protrusivas do sujeito para cada categoria de idade. Os resultados mostraram que (1.) Para 86 sujeitos, o deslocamento lateral imediato foi em média de 0,36 mm; o deslocamento lateral progressivo médio foi de 5,15 graus; e a trajetória protrusiva média foi de 36,8 graus. (2.) Estatisticamente, não foi encontrada qualquer diferença entre homens e mulheres ou entre sujeitos jovens e mais velhos. (3.) Os grupos etários mais velhos demonstraram intervalos maiores para o deslocamento lateral imediato.

Chou TM e Pameijer CH[54] (1987) investigaram a reprodutibilidade dos articuladores. Compararam a reprodutibilidade dos registos in vivo com os registos in vitro em articuladores. Foi utilizado um dispositivo de rastreio mandibular LED para registar e medir os movimentos do paciente e do articulador, que consistia num díodo emissor de luz (LED), sensor ou fotodíodo de silicone (SPD), amplificador com acessórios (A), gravador de cassetes digital (DCR) e gravador X-Y (R). Foram utilizados quatro articuladores na investigação (1) o articulador TMJ, (2) o articulador Denar D4-A totalmente ajustável, (3) o articulador Panadent Modelo PC e (4) o articulador Hanau Arcon H-2 Modelo 158. Foram montados nos articuladores moldes maxilares e mandibulares de 10 pacientes com dentições completas e saudáveis, de acordo com as instruções do fabricante. Um acessório LED foi montado paralelamente ao plano de oclusão mandibular na linha mediana dos incisivos inferiores e os movimentos dos bordos foram registados. Concluiu-se que (1.) diferenças significativas entre os registos in vivo e os movimentos dos articuladores foram observadas apenas no plano horizontal. (2) Não houve diferença significativa entre os registros in vivo e os registros dos articuladores TMJ ou Denar D4-A. (3.) Houve diferença significativa entre os registros in vivo e os articuladores Panadent PC e Hanau H2 Modelo 158. (4.) Houve uma diferença significativa entre a precisão do articulador TMJ e do articulador Panadent PC, incluindo o controlo Hanau H2.

Santos JD e Ash MM[55] (1988) investigaram as diferenças nas trajectórias lineares e angulares de seis articuladores semi-ajustáveis diferentes, registadas por um pantógrafo eletrónico acoplado a um computador, e compararam-nas com os movimentos mandibulares de três indivíduos humanos. Foram obtidos seis pares de moldes maxilares e mandibulares de três indivíduos sem história ou sintomas de disfunção da articulação temporomandibular (ATM) ou muscular. Os moldes foram montados em seis tipos diferentes de articuladores semi-ajustáveis, utilizando os respectivos arcos faciais e registos interoclusais de relação cêntrica. Os articuladores utilizados foram o Hanau 12-Pr (não arcon), Dentatus ARH (não arcon), Denar Mark II (arcon), Denar Track II (arcon), Teledyne articulator system (arcon) e o Dentatus ARA (arcon). O registo dos movimentos mandibulares dos três indivíduos foi efectuado através de um sistema de medição eletrónico. Os registos dos movimentos incluíram movimentos mandibulares protrusivos, laterais direitos e esquerdos. Os movimentos dos articuladores foram registados da mesma forma. A fonte de luz tridimensional e o sensor foram adaptados a cada articulador para cada sequência de registo. Os deslocamentos protrusivos, laterais esquerdo e direito foram feitos manualmente para simular os movimentos mandibulares do sujeito. Os resultados mostraram que (1.) as diferenças entre os registos dos instrumentos e dos sujeitos foram estatisticamente significativas ao nível de 0,05%, (2.) o desenho do tipo arcone pode simular melhor os movimentos mandibulares dos sujeitos do que o tipo condilar, e (3.) os correlatos dos movimentos mandibulares determinados por um pantógrafo eletrónico podem não ser duplicados num articulador semi-ajustável.

Wright W J Jr[56] **(1989)** descreveu um método matemático para calcular o ajuste do pino de paragem anterior de compensação de um articulador de arco semi-ajustável. Este estudo verificou que o ajuste do pino de paragem anterior de compensação para o articulador Hanau modelo 166-1 podia ser calculado utilizando as medições do eixo arbitrário da dobradiça do arco facial montado no molde maxilar e o registo da relação cêntrica interoclusal. Os dados obtidos de montagens de diagnóstico (n=30) indicaram que esta definição de compensação estava dentro do intervalo de +5 mm marcado no pino de paragem, suficientemente exato para utilização clínica. Com aproximadamente 81% das fixações (n = 26) dentro de 1 mm de zero na cavilha de paragem anterior no primeiro contacto, e com aproximadamente 85% das amostras (n = 26) com uma alteração vertical de 1,5 mm ou menos, é de esperar que as fórmulas prevejam com precisão a cavilha de paragem de compensação num intervalo útil para a maioria dos doentes, independentemente das suas diferenças individuais na dimensão vertical entre as posições CR (primeiro contacto em relação cêntrica) e MI (máxima intercuspidação).

Wagner AG e Rennels KE[57] **(1993)** estudaram o efeito das configurações do articulador nas inclinações das cúspides, medidas por uma máquina de medição por coordenadas. Foi utilizada uma máquina de medição por coordenadas para determinar as inclinações das cúspides que ocorreram na área do primeiro molar no articulador Hanau 96H2 durante os movimentos da relação cêntrica para as posições excêntricas. Foram registadas as inclinações das cúspides em trabalho, não trabalho e protrusivas durante as alterações dos ângulos condilares horizontais, dos ângulos condilares laterais, do ângulo da mesa guia anterior e dos ângulos das asas laterais. Com os dados obtidos, foram elaboradas fórmulas para o cálculo dos ângulos de trabalho, de não trabalho e de cúspide protrusiva que ocorrem no articulador 96H2, na região da cúspide mésio-lingual do primeiro molar superior. Concluiu-se que a máquina de medição por coordenadas é útil para efetuar medições dos movimentos do articulador. A máquina de medição por coordenadas pode ser útil para medir os movimentos de outros articuladores ou comparar movimentos entre articuladores.

Richards MW e Curtis S.[58] **(1993)** analisaram as caraterísticas e indicações do articulador Denar Combi, que foi concebido principalmente como um instrumento de trajetória definida, mas que também pode ser utilizado como um articulador estereográfico semi-ajustável ou totalmente ajustável. O articulador Combi transforma-se num articulador semi-ajustável quando são programadas fossas mecânicas com diferentes inclinações condilares horizontais. Quando a simulação precisa dos caminhos condilares é indicada para a análise oclusal ou para procedimentos de restauração complicados, são feitas as inserções condilares personalizadas moldadas a partir de um registo condilar intra-oral estereográfico. Porém, afirmaram que o modelo Combi é limitado quando utilizado como instrumento estereográfico, de acordo com as instruções do fabricante, com os erros geométricos precipitados pelo instrumento. Concluíram que o articulador Denar Combi não pode ser classificado como um articulador clássico totalmente ajustável porque é incapaz de aceitar um arco facial cinemático e não possui ajustes para a largura intercondilar.

Sanchez RA, et al.[59] **(1993)** avaliou a exatidão da capacidade de montagem cruzada do Sistema de Articulador Modular de Hanau. O Articulador Modular está equipado com fossas programadas, guias incisais ajustáveis, pinos incisais de extremidade dupla, uma largura intercondilar fixa de 110 mm, bloqueios de pista condilar que podem ser ajustados para uma posição fechada para evitar a separação dos membros superiores e inferiores, e inclinações condilares ajustáveis. Foram testados oito novos articuladores do Sistema Modular Hanau. Um articulador foi arbitrariamente selecionado como mestre e comparado com os outros sete. Este aparelho é composto por três pontas feitas de parafusos de máquina fresados numa ponta fina. Estas pontas foram fixadas a uma placa plana de alumínio com anilhas e porcas, tornando-as ajustáveis no plano vertical. Os estiletes foram então posicionados de forma a simular contactos pontuais nas pontas das cúspides mesiolinguais dos primeiros molares superiores direito e esquerdo e na área de contacto entre os incisivos centrais superiores. Foi aplicada tinta de um marcador de feltro preto na ponta de cada estilete, que foi posta em contacto com um papel quadriculado. Concluiu-se que os procedimentos laboratoriais para restaurações múltiplas podem ser realizados com precisão quando os moldes principais e as fixações são transferidos entre os Articuladores Modulares Hanau.

Tamaki K, et al[60.] **(1997)** avaliaram a reprodução de contactos dentários excursivos com um articulador SAM2 "P" montado com a ajuda de uma axiografia computorizada. Quarenta e cinco indivíduos dentados (dez homens e trinta e cinco mulheres) participaram do estudo. Os registos dos contactos dentários excursivos intra-orais foram realizados com cera de oclusograma. Os moldes maxilares foram montados com um arco facial cinemático, e o molde mandibular foi orientado para a posição intercuspídea. A protrusão e a laterotrusão para os lados esquerdo e direito foram examinadas. Os primeiros 4 mm de contactos dentários excursivos no oclusograma foram comparados com os 4 mm de contactos dentários excursivos no articulador. Os resultados indicaram que o articulador reproduziu 82% dos dentes com contactos dentários protrusivos e 90% dos dentes com contactos dentários laterotrusivos. As localizações exactas dos contactos dentários excursivos foram reproduzidas em 66% dos contactos protrusivos e 81% dos contactos laterotrusivos. Concluíram que as diferenças entre o sistema estomatognático e o articulador revelam os limites dos procedimentos de diagnóstico e reconstrução realizados nos articuladores durante a reabilitação oral. O diagnóstico das interferências oclusais funcionais não pode ser realizado apenas pela inspeção visual e pela simulação do articulador, mas deve basear-se também em procedimentos de exame intra-oral.

Carvalho ODTD.[61] **(1998)** apresentaram um novo articulador, designado por articulador eletrónico Anatomo-fisiológico totalmente ajustável, que permite o registo de posições e trajectórias da mandíbula ao nível do plano oclusal do paciente. O sistema Anatomo-fisiológico individual permite ao dentista registar as posições intra-orais e os movimentos mandibulares de forma estereográfica ou através de registos inter-oclusais e de uma orientação anterior personalizada. Este sistema fornece um meio através do qual a informação pode ser transferida para o articulador. Cada passo pode ser verificado por aparelhos mecânicos ou eléctricos, de modo a evitar erros acumulados. Cada dentista tem a oportunidade de verificar o sucesso ou o fracasso de cada passo na clínica ou no laboratório. Afirmou que este sistema não pretende opor-se a qualquer escola de pensamento ou filosofia, mas é apenas um meio para atingir os objectivos declarados de uma forma mais fácil e precisa.

Gross M, et al.[62] **(1998)** comparou os efeitos de três materiais de registo nos níveis de precisão e reprodutibilidade das definições protrusivas de três articuladores semi-ajustáveis comumimente utilizados - WhipMix, Hanau 158 e Denar Mark II. Foram selecionados dois indivíduos do sexo masculino, com 38 e 43 anos de idade. Um sujeito apresentava uma relação de incisivos divisionais de Classe I e o segundo uma relação de incisivos divisionais de Classe II. Foram efectuados três conjuntos de impressões maxilares e mandibulares com hidrocolóide reversível para cada indivíduo. As impressões foram moldadas imediatamente com gesso dentário duro. As definições da guia condilar sagital destes três articuladores semi-ajustáveis foram comparadas utilizando registos de cera de placa de base, cera de cobre e resina acrílica autopolimerizável. Concluíram que (1) Foram encontradas diferenças significativas nas definições das guias condilares entre os registos oclusais protrusivos e laterotrusivos de cera de placa de base rosa, acrílico e cera de cobre. As diferenças situaram-se entre 3° e 6° e não foram clinicamente relevantes. (2) Dos três materiais de registo, nenhum material apresentou resultados mais consistentes. (3) Verificou-se uma maior repetibilidade nos registos laterotrusivos do que nos protrusivos. (4) Foram encontradas diferenças significativas entre os articuladores, com o Denar Mark II a fornecer os registos mais elevados e o Hanau 158 os mais baixos. (5) Foram observados elevados níveis de variabilidade entre e dentro dos materiais e entre os articuladores.

Proschel PA, Maul T e Morneburg T[63] . (2000) avaliaram a incidência de erros oclusais excursivos em modos comuns de ajuste do articulador. Em cinquenta e sete indivíduos assintomáticos, foram determinados experimentalmente parâmetros individuais de articulação, incluindo os ângulos condilar e de Bennett, a relação espacial das arcadas dentárias e a distância intercondilar. Os movimentos laterais guiados pelos dentes das peças de gesso dos sujeitos foram simulados num articulador virtual, que foi programado de acordo com os parâmetros individuais de cada pessoa. Relativamente a esta configuração de referência, foram calculados os erros oclusais que surgiriam com diferentes modos de ajuste semi-individual. Concluiu-se que, em comparação com a configuração do valor médio, o registo facial do ângulo condilar e das relações não produz uma melhoria rentável da precisão oclusal.

Price RB, et al.[64] (2001) avaliou a intercambiabilidade de articuladores intercambiáveis novos e não utilizados na posição cêntrica. Foi avaliada a permutabilidade de trinta e oito articuladores semi-ajustáveis Whip Mix 2240 e setenta e um Whip Mix 3040 não utilizados, utilizando o sistema de verificação Whip Mix 2245 como padrão. Os resultados mostraram que (1) 89% dos articuladores do modelo 2240 e 94% dos articuladores do modelo 3040 eram intercambiáveis, (2) A quantidade máxima de espaço vertical era inferior a 52 µm em 99,4% dos articuladores do modelo 2240 e 99,7% dos articuladores do modelo 3040. Por conseguinte, concluíram que os articuladores Whip Mix modelos 2240 e 3040 não utilizados são potencialmente permutáveis.

Hatzi P, Millstein P e Maya A.[65] (2001) determinaram a exatidão da permutabilidade do articulador e a reprodutibilidade do eixo da dobradiça. O estudo comparou as áreas de contacto oclusal dos segundos pré-molares esquerdo e direito e do primeiro molar com as respectivas áreas de contacto de moldes montados da mesma forma. Foram testados cinco articuladores Whip Mix 3040 calibrados, cinco articuladores Girrbach Artex AL calibrados e cinco articuladores KaVo Protar calibrados. A configuração do articulador utilizada para as montagens foi média (inclinação condilar definida em 30° para todos os articuladores). A laterotrusão foi fixada em 15° para os articuladores Artex e KaVo. O articulador Whip Mix 3040 não tinha um ajuste de laterotrusão, pelo que foi definida arbitrariamente uma translação lateral imediata de 1 mm no articulador. A Análise de Imagem (Automatix, Nashua, N.H.) foi utilizada neste estudo para processar os registos. Verificou-se que existem diferenças entre as marcas de articuladores em termos de permutabilidade e reprodutibilidade do eixo da dobradiça. Nenhum articulador forneceu permutabilidade exacta ou repetibilidade do eixo da dobradiça. No entanto, neste estudo, o Artex provou ser o mais exato na transferência de moldes.

O sistema KaVo foi preciso, mas a transferência de moldes variou. O Whip Mix 3040 não foi preciso para os procedimentos de transferência de moldes e os seus movimentos do eixo da dobradiça nem sempre foram repetíveis.

Gunderson RB e Siegel SC.[66] **(2002)** avaliaram a precisão posicional de moldes articulados num articulador semi-ajustável, com e sem estabilização rígida do molde utilizando gesso de laboratório ou gesso de montagem. O articulador utilizado foi o articulador semi-ajustável Mark II. Foi estabelecida uma articulação de referência de moldes de melamina em articulação máxima e registada nas dimensões horizontal e vertical com um dispositivo de verificação. Os mesmos moldes foram posteriormente remontados 24 vezes utilizando gesso de laboratório ou gesso de montagem. Metade das articulações de cada grupo foi estabilizada com hastes de montagem amovíveis e cera pegajosa, e metade foi articulada à mão sem estabilização, num total de 6 articulações em cada um dos 4 grupos de teste. As posições espaciais resultantes estabelecidas no articulador foram comparadas com a posição de referência inicial na grelha do dispositivo de verificação. Concluíram que a estabilização rígida do molde da mandíbula para o maxilar durante a montagem com gesso de laboratório e de montagem melhorou a precisão da articulação.

Proschel P, et al.[67] **(2002)** descreveram o registo relacionado com o articulador, que é um conceito simples para minimizar os erros oclusais excêntricos no articulador. O sistema consistia num articulador que segurava um plano de mordida, que estava ligado a um sistema de registo eletrónico, que transferia os pontos condilares do articulador virtualmente para a mandíbula do paciente através de um registo de relação cêntrica. As trajectórias dos pontos transferidos foram registadas durante as protrusões e laterotrusões mandibulares. A partir das trajectórias, foram medidos os ângulos sagitais condilares e de Bennett, que foram ajustados no articulador após a montagem dos moldes através do plano de mordida. Concluiu-se que os parâmetros registados foram registados com elevada precisão e que o método era simples de utilizar, pelo que pode ser usado como alternativa ao registo instrumental sofisticado tradicional.

Chang WSW, et al.[68] **(2004)** testaram a fiabilidade e a validade do pantógrafo eletrónico no cálculo das definições condilares para 5 articuladores diferentes (Denar D5A, Denar Mark II, Whip Mix 8500, Hanau Modular e Panadent PCH). Os sensores do pantógrafo foram montados em cada articulador com dispositivos de montagem feitos à medida. Foram efectuados movimentos de borda em cada articulador com configurações condilares conhecidas para produzir leituras a distâncias condilares de 3, 5 e 10 mm. As configurações condilares investigadas incluíram inclinação condilar horizontal (HCI), translação lateral mandibular imediata (IMLT), translação lateral mandibular progressiva

(PMLT), parede superior e parede posterior. Observaram que os desvios-padrão para avaliar a fiabilidade e os desvios médios para avaliar a validade eram relativamente pequenos em comparação com os valores médios dos determinantes condilares. Por conseguinte, o pantógrafo eletrónico foi considerado fiável e válido.

Nooji D e Sajjan S M C.[69] (2008) avaliaram o efeito de 4 pontos de referência anteriores diferentes nos ângulos de orientação condilar protrusivos na utilização de um articulador. Doze pacientes dentados foram selecionados para o estudo. O articulador Hanau Wide Vue e o SpringBow correspondente foram utilizados no estudo. Foram obtidos quatro moldes maxilares para cada doente e montados num articulador Hanau Wide Vue com a ajuda de um SpringBow utilizando Orbitale, Orbitale menos 7 mm, e os entalhes anulares inferior e superior do pino guia incisal do articulador como quatro pontos de referência. Os moldes mandibulares foram articulados à mão na posição máxima intercuspídea. Foram efectuados registos protrusivos com o material Polyether Bite Registration e o articulador foi programado para as 4 fixações de cada paciente. Os ângulos da trajetória condilar protrusiva em relação ao plano de Frankfort foram obtidos a partir de traçados cefalométricos laterais efectuados em posição de máxima intercuspidação e protrusiva para comparação. Verificou-se que as incisuras anulares inferior e Orbitale eram pontos de referência anteriores mais precisos do que a incisura anular superior e a Orbitale menos 7 mm como pontos de referência para montar os moldes no articulador Hanau Wide Vue utilizando o Hanau SpringBow.

Veerareddy C, Srividya S, Nair KC.[70] (2010) avaliaram a capacidade de auto-centralização do arco de mola Hanau. Quando se efectua a transferência do arco facial, o plano sagital médio e a linha média do articulador devem coincidir, porque a distância intercondilar do doente pode não coincidir com a distância entre os elementos condilares do articulador. Por esta razão, os arcos faciais convencionais são fornecidos com hastes de orelha ajustáveis com escalas. Os arcos de mola, quando introduzidos, foram reivindicados como auto-centrados tanto no paciente como no articulador. Foi feita uma plataforma com 45 9 18 cm, na qual foram fixados batentes de pregos a uma distância que varia de 100 a 220 mm. Foi afixado um papel quadriculado na plataforma de madeira e marcada uma linha central. Foi fixado um ponteiro na parte anterior do arco facial para indicar a centralidade. A distância entre os pontos de paragem de cada lado corresponde à distância intercondilar. A distância entre o primeiro batente de cada lado da linha traçada no papel milimétrico correspondia a 100 mm, a distância entre os segundos batentes correspondia a 120 mm, a distância entre os terceiros batentes correspondia a 140 mm e assim sucessivamente até 220 mm. Foram selecionados para o estudo seis arcos de mola Hanau: três eram novos e três tinham sido utilizados durante um ano. Cada arco de face foi posicionado nos batentes de modo a que a distância variasse de 100 a 220 mm. Em cada tentativa, a posição do indicador de arame fixado no centro do arco facial foi verificada para determinar se coincidia com a linha central desenhada no papel gráfico. O estudo provou que o arco de mola Hanau tem a capacidade de se centrar automaticamente.

10. DISCUSSÃO

Um articulador é um dispositivo mecânico que simula os movimentos da mandíbula. O princípio utilizado na utilização de articuladores é a replicação mecânica das trajectórias de movimento dos determinantes posteriores, as articulações temporomandibulares. O instrumento é então utilizado no fabrico de restaurações dentárias fixas e removíveis que estão em harmonia com esses movimentos.

Os limites exteriores de todos os movimentos de excursão efectuados pela mandíbula são designados por movimentos de fronteira. Os movimentos de borda são importantes na discussão da articulação porque são limitados por ligamentos. Como tal, são altamente repetíveis e úteis para definir os vários ajustes nas fossas mecânicas de um articulador. Quanto mais próximo o articulador duplicar os movimentos dos bordos, mais próximo simulará os determinantes posteriores da oclusão. Assim, a harmonia entre a restauração fabricada e os determinantes posteriores, ou seja, as articulações temporomandibulares, será melhorada.

Os articuladores variam muito na precisão com que reproduzem os movimentos da mandíbula .[71]

Alguns articuladores são muito simples, consistindo em nada mais do que uma simples dobradiça. Estes articuladores pouco mais fazem do que simular o movimento de articulação da mandíbula e manter os moldes em relação cêntrica. No outro extremo, os articuladores complicados, que requerem aparelhos de registo muito complexos, pretendem simular todas as nuances do movimento da mandíbula. Nenhum articulador reproduz exatamente toda a amplitude de movimento da mandíbula, nem a reprodução de tal amplitude é necessária para o fabrico de qualquer tipo de prótese. Entre estes, existe uma série de vários instrumentos que fornecem uma reprodução mais ou menos exacta do movimento. O desafio para o dentista é escolher um articulador que seja adequado para o objetivo em questão, nem mais nem menos complicado do que o necessário. Isto requer um conhecimento do instrumento, bem como uma compreensão dos objectivos do tratamento para o paciente em questão.

Os primeiros articuladores baseavam-se em teorias individuais de oclusão. No entanto, a variação normal do movimento mandibular entre pacientes, e mesmo o movimento variável das articulações dentro de um mesmo paciente, rapidamente tornou necessário conceber articuladores ajustáveis. Uma compreensão emergente da neurofisiologia do movimento mandibular e a influência de várias considerações morfológicas e comportamentais levaram à noção de que cada paciente é o seu melhor articulador. Assim, as diversas e frequentemente subtis variações necessárias para cada oclusão individual poderiam ser mais facilmente alcançadas com um articulador ajustável que aceitasse uma variedade de registos. A "individualização" final de uma oclusão pode então ser efectuada intra-oralmente, conforme necessário .[3]

ARTICULADORES NÃO AJUSTÁVEIS

Pode aceitar um ou dois dos três registos seguintes:

1.   Registo do arco-da-face

2.   Registo da relação de mandíbulas centradas

3.   Registo saliente

- *Em próteses completas*

Pode confiar-se no articulador de dobradiça simples para preservar com precisão a posição da relação cêntrica, desde que o registo interoclusal original seja exato e o próprio instrumento seja rígido. Os contactos oclusais em relação cêntrica podem assim ser aperfeiçoados com confiança. No entanto, este instrumento não pode ser utilizado para relacionar as superfícies oclusais em movimentos excursivos, porque não pode aceitar nem mesmo registos interoclusais excêntricos simples. O aperfeiçoamento dos contactos laterais não funcionais para uma oclusão equilibrada não é, portanto, possível com este tipo de instrumento.

- *Em Prostodontia Fixa*

Trata-se normalmente de um pequeno instrumento que apenas pode abrir uma dobradiça. A distância entre os dentes e o eixo de rotação no instrumento pequeno é consideravelmente mais curta do que no crânio.

Muitas restaurações de gesso são efectuadas em pequenos articuladores não ajustáveis. A sua utilização conduz frequentemente a restaurações com discrepâncias oclusais, porque estes instrumentos não têm a capacidade de reproduzir toda a amplitude do movimento mandibular. Se as discrepâncias não forem corrigidas, podem ocorrer interferências oclusais e distúrbios neuromusculares associados.

De importância prática são as diferenças entre o fecho da dobradiça de um pequeno articulador e o do paciente. Este tipo de movimento em arco no articulador não ajustável resulta num curso mais acentuado do que o que ocorre clinicamente, resultando em contactos prematuros do lado não funcional em restaurações fabricadas entre as inclinações mandibulares distais e as inclinações maxilares mesiais dos dentes posteriores[71] .

Assim, a dobradiça simples e os articuladores de trajetória condilar fixa só devem ser utilizados nas situações em que seja possível evitar a utilização de qualquer instrumento, como no fabrico de inlays, onlays ou coroas individuais.

ARTICULADORES SEMI-AJUSTÁVEIS

Pode aceitar os três registos seguintes:

1. Registo do arco-da-face

2. Registo da relação de mandíbulas centradas

3. Registo saliente

Ex: Hanau Wide Vue, Whip Mix, Dentatus, etc.

- *Em próteses completas*

Uma transferência face-bow e um registo de relação cêntrica orientam os moldes no articulador. Os movimentos laterais são simulados obtendo primeiro um registo interoclusal protrusivo individual para ajustar a inclinação vertical da orientação condilar. O ângulo de Bennett (inclinação medial) do mecanismo de equilíbrio é calculado por fórmula e depois transferido para o instrumento que roda os postes condilares.

A inclinação protrusiva do côndilo é considerada suficientemente exacta para ser utilizada para a componente descendente do movimento de equilíbrio. O ângulo medial de Bennett é obtido pela fórmula de Hanau $H/8 + 12$, em que H é a angulação protrusiva do mecanismo de orientação condilar.

O movimento condilar de trabalho do Hanau H é simulado mecanicamente através da combinação do movimento condilar de equilíbrio com a colocação de um fulcro não ajustável no lado de trabalho oposto. A bola condilar de trabalho permanece na posição original (actuando como fulcro) mas a cavilha intercondilar é livre de se mover lateralmente através da bola.

O movimento condilar de equilíbrio é para baixo, para a frente e medial, o que faz com que a haste intercondilar passe lateralmente através da bola condilar de trabalho. Isto produz um movimento condilar de trabalho para cima, para trás e lateral.

O "traçado do arco gótico" que se forma no pino incisal é uma medida do movimento da borda do articulador.

Estes erros de oclusão podem ser tão pequenos que seriam completamente absorvidos pelas variações biológicas.

Quando é utilizada a localização anatómica média do eixo da charneira, devemos assumir um erro máximo de mais ou menos 5 mm. Se a relação dos maxilares com o eixo da charneira do paciente diferir da relação dos moldes com o eixo da charneira do instrumento, quando um registo cêntrico de cera de 3 mm é removido e o articulador é fechado, seria produzido um erro anteroposterior de aproximadamente 0,2 mm.

O ponto anterior de orientação do arco facial e o eixo da dobradiça estabelecem o plano horizontal de referência. A relação do arco maxilar com os eixos vertical e sagital do doente não será a mesma que no instrumento com localização arbitrária do plano horizontal de referência.

Uma elevação da parte anterior do arco facial diminui a leitura condilar protrusiva e, inversamente, um abaixamento do arco facial aumenta a leitura condilar. Qualquer um dos pontos de orientação anterior arbitrários habitualmente utilizados pode alterar a altura vertical do suporte do arco facial não mais do que 16 mm para mais ou para menos.

As inclinações das cúspides protusivas e de trabalho não são afectadas.

A redução de 9 graus na leitura protrusiva, devido à elevação do arco facial, diminui a inclinação da cúspide de balanceamento do segundo molar para 35,5 graus. Este erro é da ordem de 0,2 mm para uma cúspide de 3 mm.

A trajetória condilar média segue uma curvatura de aproximadamente ¾ de polegada de raio. No entanto, o articulador de Hanau utiliza uma ranhura condilar reta em vez de uma trajetória curva.

Com registos estáticos, apenas são registadas a relação cêntrica e as posições excêntricas. O ponto médio da excursão produz o erro máximo com uma ranhura condilar reta. A diferença máxima entre uma trajetória condilar reta e uma que tenha um raio de ½ polegada é de 0,4 mm. Um erro condilar máximo de 0,4 mm produz um erro de 0,2 mm no segundo molar.

O modelo H de Hanau não tem em conta o ângulo Fischer.

O movimento condilar de trabalho neste articulador varia apenas ligeiramente em grau, dependendo do ângulo de Bennett e da inclinação vertical do movimento condilar de equilíbrio. O paciente pode ter um movimento condilar de trabalho diferente em comparação com o articulador.

As distâncias intercondilares não são totalmente ajustáveis em articuladores semi-ajustáveis. Podem ser ajustadas para configurações pequenas, médias e grandes, se for o caso. As restaurações necessitarão de algum ajuste intra-oral.

- Em Prostodontia Fixa

Um articulador semi-ajustável é um instrumento cujo tamanho maior permite uma aproximação da distância anatómica entre o eixo de rotação e os dentes.

Se os moldes forem montados com um arco facial utilizando apenas um eixo horizontal transversal aproximado, o raio de movimento produzido no articulador reproduzirá o arco de fecho do dente com relativa exatidão e qualquer erro resultante será ligeiro e normalmente de significado clínico mínimo (ou seja, deverá ser necessário um tempo mínimo para os ajustes na cadeira das próteses fabricadas).

As distâncias intercondilares não são totalmente ajustáveis nos articuladores semi-ajustáveis. Podem ser ajustadas para configurações pequenas, médias e grandes. Este tipo de articulador pode ser utilizado para o fabrico da maioria das unidades individuais e próteses parciais fixas.

Os articuladores semi-ajustáveis são de dois tipos:

No Arcon Articulator, os elementos condilares são colocados no membro inferior do articulador, tal como os côndilos estão localizados na mandíbula. As fossas mecânicas são colocadas no membro superior do articulador, simulando a posição das fossas glenóides no crânio.

Articulador Nonarcon , as trajectórias condilares que simulam as fossas glenóides são fixadas ao membro inferior do instrumento, enquanto os elementos condilares são colocados na parte superior do articulador.

Num articulador de arco, as esferas condilares são fixadas ao componente inferior do articulador e as fossas mecânicas são fixadas ao membro superior do instrumento.

Assim, o articulador arcon é anatomicamente "correto", o que facilita a compreensão dos movimentos mandibulares, ao contrário do articulador não arcon (cujos movimentos são confusamente "para trás") .71

A angulação das fossas mecânicas de um instrumento arcon é fixada em relação ao plano oclusal do molde maxilar; no desenho não arcon, é fixada em relação ao plano oclusal do molde mandibular.

As fossas mecânicas dos articuladores semi-ajustáveis podem ser ajustadas para imitar os movimentos do paciente através da utilização de registos interoclusais. Como estes registos podem ter vários milímetros de espessura, a trajetória condilar não é fixa em relação ao plano oclusal maxilar.

À medida que o registo protrusivo utilizado para ajustar o instrumento é removido do articulador arcon, o plano oclusal maxilar e a inclinação condilar tornam-se mais paralelos entre si, levando a uma redução da altura das cúspides nas próteses fabricadas posteriormente.

No entanto, *Weinberg* demonstrou que, em termos de precisão da restauração final, não há absolutamente nenhuma diferença entre um articulador em arco e um articulador sem arco.

ARTICULADORES TOTALMENTE AJUSTÁVEIS

Pode aceitar todos os cinco registos seguintes :

1. Registo do arco facial

2. Registo da relação mandibular cêntrica

3. Registo saliente

4. Registos laterais

5. Registo da distância intercondilar

Por exemplo: Hanau Kinoscope, Denar D4A, Panatronic, etc.

-Em *próteses completas*

Seria extremamente difícil obter registos gráficos precisos, pelo que os articuladores sofisticados e totalmente ajustáveis que reproduzem as curvas dos movimentos das bordas são desnecessariamente complexos. Do mesmo modo, os instrumentos que requerem uma transferência cinemática do arco facial para localizar o eixo da dobradiça não oferecem qualquer vantagem .[1]

- *Em Prostodontia Fixa*

O instrumento mais preciso é o articulador totalmente ajustável. Foi concebido para reproduzir todo o carácter dos movimentos da borda, incluindo a translação lateral imediata e progressiva, e a curvatura e direção da inclinação condilar, a distância intercondilar é completamente ajustável.

Quando se utiliza um eixo de articulação localizado cinemáticamente e um registo preciso do movimento mandibular, é possível obter uma reprodução altamente precisa do movimento mandibular. Em vez de se basear em registos de cera para ajustar o instrumento, são utilizados traçados pantográficos especiais para registar os movimentos dos bordos do paciente.

A capacidade de os instrumentos totalmente ajustáveis seguirem percursos irregulares de movimento ao longo de trajectórias completas permite o fabrico de próteses complexas, exigindo um ajuste mínimo na consulta de prova e de entrega.

Os articuladores totalmente ajustáveis são caros e não são frequentemente necessários na prática geral. A sua utilização e ajuste podem ser demorados e requerem um elevado nível de competência e compreensão por parte do dentista e do técnico. No entanto, uma vez adquirida esta competência, a informação pormenorizada que transmitem pode poupar um tempo considerável no consultório. Podem ser muito úteis à medida que a complexidade do tratamento aumenta (por exemplo, quando os quatro quadrantes posteriores têm de ser restaurados simultaneamente ou quando é necessário restaurar uma dentição inteira, especialmente na presença de movimento mandibular atípico) .[71]

FACEBOWS[72]

De acordo com a GPT 8, um arco facial é definido como um instrumento semelhante a um paquímetro utilizado para registar a relação espacial da arcada maxilar com um ou mais pontos de referência anatómicos e depois transferir esta relação para um articulador; orienta o molde dentário na mesma relação com o eixo de abertura do articulador.

Princípio de utilização do arco facial

O eixo de abertura do articulador deve ser semelhante ao arco de movimento mandibular do paciente quando a prótese é fabricada com a ajuda de articuladores. Uma vez que é difícil orientar a mandíbula para o articulador, o molde maxilar é relacionado com o articulador na mesma relação que existe entre a maxila e os côndilos da mandíbula, que é o centro dos movimentos mandibulares. O molde mandibular é orientado para o molde maxilar, que por sua vez é orientado no articulador. Para realizar este ato de orientação, é utilizado o arco facial.

Tipos

Existem dois tipos de arco facial

- *Arco facial cinemático*, que localiza o verdadeiro eixo da dobradiça

- *Arco de face arbitrário,* que localiza o eixo arbitrário da dobradiça. Estes são de dois tipos

o Tipo de fachada

o Tipo de auscultador

Partes de um arco facial

- Estrutura em forma de U

- Morder o garfo

- Ponteiro orbital

- Compensador condilar

- Dispositivo de bloqueio

A *estrutura em forma de U* é suficientemente grande para se estender desde a região da articulação temporomandibular até uma posição 2-3 polegadas à frente da face. O arco facial do tipo facia tem *hastes condilares* que contactam com a pele sobre a ATM. No tipo auricular, é conhecido como *compensador condilar*, uma vez que a sua localização no articulador compensa aproximadamente a distância entre o meato auditivo externo e a sua parte posterior e o eixo de abertura transversal da mandíbula. A parte que se fixa ao bordo oclusal é a *forquilha de mordida.* A forquilha é fixada ao arco facial por meio de um *dispositivo de bloqueio*, que serve também para suportar o arco facial, os aros oclusais e o molde, enquanto estão a ser fixados no articulador. *O ponteiro orbital ou o ponteiro nasal* localiza o terceiro ponto de referência.

Funções do arco facial

- Registar a relação da maxila com a base do crânio.

- Transferir a relação acima referida do paciente para o articulador, utilizando pontos de referência posteriores e anteriores.

- Simulação dos movimentos mandibulares do paciente no articulador através da transferência exacta dos moldes para o articulador.

Registo do Facebow

Registo do arco facial do auricular

O doente está sentado na vertical, numa posição natural da cabeça. O operador coloca a forquilha de arco facial, com o rebordo de mordida maxilar encaixado, na boca do doente e observa a posição da haste em relação ao plano horizontal. O operador ajusta a forquilha até que a haste fique paralela ao plano horizontal. Em alternativa, o operador pode anotar e estimar o ângulo entre a forquilha de mordida e a horizontal.

O operador posiciona agora a peça auricular e avalia a sua localização correta. Quando a peça auricular está na posição correta, o tragus fica distorcido anteriormente.

Em seguida, o operador centra o arco e bloqueia os auriculares. A haste da forquilha é fixada ao arco, apertando ligeiramente e depois com firmeza o parafuso de aperto manual.

O arco do articulador é centrado. Os auriculares são então acoplados aos pinos auditivos, ajustando-os lateralmente, até que a medição em ambas as escalas seja idêntica.

Registo de cotovelo facial Facia

Os pontos posteriores são selecionados numa média anatómica de 13 mm anterior ao tragus, numa linha que vai do tragus ao canto externo do olho, e a forquilha é fixada aos dentes maxilares ou ao rebordo de cera. A forquilha é inserida no rebordo ou é utilizado um índice. Ajustam-se as hastes condilares (elementos) até a forquilha ficar centrada e ajusta-se o ponteiro para o terceiro ponto de referência do ponteiro orbital, ou o relator do nasion.

As porcas de bloqueio estão fixas e o arco facial deve suportar-se a si próprio sem qualquer movimento.

Em seguida, as porcas de bloqueio condilares são libertadas e o arco facial é transferido para o articulador com as hastes condilares a aproximarem-se das esferas condilares do articulador e o ponteiro a apontar para o indicador orbital incorporado. O molde é colocado na base de registo e montado.

Assim, o plano de oclusão quando visto no articulador será semelhante ao do doente numa posição vertical e o plano de oclusão é colocado no articulador numa relação semelhante à que existe na boca do doente.

Registo cinemático do arco facial

A técnica de localização do eixo para doentes dentados e edêntulos é a mesma, exceto no que diz respeito ao modo de fixação da embraiagem à mandíbula. A embraiagem é cimentada diretamente nos dentes e, em caso de desdentados, a embraiagem é fixada ao rebordo de cera mandibular e o grampo do queixo é utilizado para estabilizar a base da prótese mandibular, devido à instabilidade e mobilidade dos tecidos moles, que provocam imprecisões que anulam o objetivo da localização do eixo. O doente é treinado para efetuar movimentos limitados de abertura e fecho de cerca de 19-20 mm na região incisal, no âmbito do movimento de rotação dos côndilos. Estes pontos são marcados diretamente na pele ou numa bandeira ou grelha com papel milimétrico, sendo esta distância medida a partir do tragus e utilizada como ponto de referência posterior e a transferência do cotovelo facial é efectuada da forma habitual.

TERCEIRO PONTO DE REFERÊNCIA[73]

O posicionamento do molde maxilar num articulador é uma parte essencial de muitas técnicas em medicina dentária. Dois objectivos principais são a restauração da oclusão e o controlo da forma e da posição dos dentes. O dentista deve compreender bem o conceito do ponto de referência anterior e como este deve ser escolhido para atingir os objectivos do tratamento. O molde maxilar no articulador é a linha de base a partir da qual todas as relações oclusais começam, e deve ser posicionado no espaço identificando três pontos que não podem estar na mesma linha. O plano é formado por dois pontos localizados posteriormente aos maxilares e um ponto localizado anteriormente a eles.

PONTOS DE REFERÊNCIA POSTERIORES

Frequentemente, os dois pontos posteriores são localizados através da medição de distâncias prescritas a partir de pontos de referência da superfície da pele.

Os pontos de referência posteriores habitualmente utilizados são

(1) *Ponto de Bergstrom*: Um ponto 10 mm anterior ao centro de uma inserção esférica para o meato auditivo e 7 mm abaixo do plano horizontal de Frankfort.

(2) *Ponto de Beyron:* Um ponto 13 mm anterior à margem posterior do trago da orelha, numa linha que vai do centro do trago ao canto do olho.

Beck demonstrou que os pontos posteriores habitualmente utilizados estão "clinicamente" próximos do eixo da charneira. Concluiu que o ponto de Bergstrom é mais frequentemente o mais próximo do eixo da dobradiça. Identificou o ponto de Beyron como o segundo ponto de referência posterior mais exato.

Se o molde maxilar for posicionado sem a relação correta entre o eixo maxilar e a charneira, ocorrerão arcos de movimento no articulador que diferem dos do doente. Além disso, uma oclusão que é restaurada para um arco de fecho incorreto pode ter contactos interceptivos e deflectivos entre os dentes no movimento de fecho da charneira, se houver alterações subsequentes na dimensão vertical da oclusão. Os contactos deflectivos também podem estar presentes em movimentos laterais funcionais e parafuncionais a partir do momento em que a restauração é inicialmente inserida. Esses contactos são indesejáveis em oclusões naturais ou artificiais e podem contribuir para o trauma periodontal, espasmo muscular, dor na ATM e perda de tecidos edêntulos de suporte.

O PONTO DE REFERÊNCIA ANTERIOR

A seleção do ponto anterior do plano espacial triangular determina qual o plano na cabeça que se tornará o plano de referência quando a prótese estiver a ser fabricada. O dentista pode ignorar mas não pode evitar a seleção de um ponto anterior. O ato de fixar um molde maxilar a um articulador relaciona o molde com o eixo de articulação do articulador, com os eixos verticais, com os determinantes condilares, com a orientação anterior e com o plano médio do articulador. O ato ganha maior importância com a utilização de um terceiro ponto de referência constante e de pontos de referência posteriores repetíveis. Quando são utilizados três pontos, a posição pode ser repetida, de modo a que diferentes moldes maxilares do mesmo doente possam ser posicionados no articulador na mesma posição relativa às guias de controlo final. Com técnicas de registo complicadas e demoradas, como um traçado pantográfico, o dentista não tem tempo, nem o doente tem meios para repetir os registos cada vez que a técnica exige um novo molde maxilar. Por esta razão, é importante identificar a marca permanentemente ou ser capaz de medir repetidamente um ponto de referência anterior, bem como os pontos de referência posteriores.

Seleção do ponto de referência anterior :-

1. *Orbitale*:-

No crânio, a orbitale é o ponto mais baixo do rebordo infraorbitário. Num doente, pode ser palpado através do tecido sobrejacente e da pele. Um orbital e os dois pontos posteriores que determinam o eixo horizontal de rotação definem o plano axial-orbitário. A relação dos maxilares com este plano irá baixar ligeiramente o molde maxilar anteriormente em relação à posição que seria estabelecida se fosse utilizado o plano horizontal de Frankfort. Na prática, o plano axial-orbital é utilizado devido à facilidade de localização da marcação orbitale e porque o conceito é fácil de ensinar e compreender. A orbitale e os dois pontos de referência posteriores que definem o plano são transferidos do doente para o articulador com o arco facial. O articulador deve ter um guia indicador orbital que esteja no mesmo plano que a dobradiça do articulador. O plano orbital é transferido do doente para esta guia através do ponteiro orbital na cruzeta anterior do arco facial. O plano axisorbital pode ser transferido para o articulador de outra forma. O próprio arco facial é elevado ao plano axial-orbital no doente. Um braço metálico ligado à base do registo maxilar é rigidamente fixado por gesso num copo que também se liga a um braço de suporte vertical no arco facial e, subsequentemente, a um braço de suporte vertical no articulador. A relação destes dois braços de suporte vertical com a linha de articulação é idêntica. Por conseguinte, a base de registo, que está rigidamente fixada à fixação do braço vertical, pode ser transferida do doente para o articulador. Isto relacionará o molde maxilar com o plano axial-orbital ou com qualquer outro plano com o qual o arco facial esteja em paralelo no doente.

2. *Orbitale menos 7 mm*:-

O plano horizontal de Frankfort passa por ambos os poros e por um ponto orbital. Uma vez que o porion é um ponto de referência do crânio, Sicher' recomenda a utilização do ponto médio do bordo superior do meato auditivo externo como ponto de referência craniano posterior num doente. A maioria dos articuladores não possui um ponto de referência para este marco. Gonzalez' salientou que este ponto de referência do tecido posterior se encontra, em média, 7 mm acima do eixo horizontal. A compensação recomendada para esta discrepância consiste em marcar o ponto de referência anterior 7 mm abaixo da órbita do doente ou em posicionar o ponteiro orbital 7 mm acima do indicador orbital do articulador. O articulador arcon de Bergstrom compensa automaticamente este erro colocando o índice orbital 7 mm mais alto do que o eixo horizontal condilar. Em qualquer uma das técnicas, o plano horizontal de Frankfort do paciente torna-se o plano horizontal de referência no articulador.

3. *Nasion menos 23mm*:-

De acordo com Sicher, outro ponto de referência do crânio, o násio, pode ser localizado aproximadamente na cabeça como a parte mais profunda da depressão da linha média, logo abaixo do nível das sobrancelhas. A guia do násio, ou posicionador, do arco facial Quick Mount, que foi concebido para ser utilizado com o Articulador Whip-Mix, encaixa nesta depressão. Esta guia pode ser deslocada para dentro e para fora, mas não para cima e para baixo, a partir da sua fixação na barra transversal do arco facial. A barra transversal está situada 23 mm abaixo do ponto médio do posicionador do násio. Quando o arco facial é posicionado anteriormente pela guia do násio, a barra transversal situa-se na região aproximada do orbital. A barra transversal do arco facial e não a guia do násio é o verdadeiro localizador do ponto de referência anterior. Durante a transferência do arco facial, a barra transversal do arco facial suporta a estrutura superior do articulador Whip-Mix. A superfície inferior da estrutura está no mesmo plano que os pontos de articulação do articulador. A partir disso, pode-se concluir que o arco facial Quick Mount usado com o articulador Whip-Mix emprega um plano eixo orbital aproximado. A localização do ponto orbital com esta técnica depende da grande guia do násio, das caraterísticas morfológicas do entalhe do násio e da variação da medida do násio-orbital de 23 mm no paciente.

4. *Distância entre o bordo incisal mais o ponto médio do articulador e o plano horizontal do eixo do articulador:-*

Guichet enfatizou que uma posição lógica para os moldes no articulador seria aquela que posicionaria o plano de oclusão próximo ao plano médio-horizontal do articulador. Um desvio deste objetivo pode posicionar os moldes em posição alta ou baixa em relação aos braços superior e inferior do instrumento. O efeito destas posições altas ou baixas pode ser a imprecisão das relações oclusais devido a alterações dimensionais na pedra artificial ou no gesso utilizado para a montagem do molde.

De acordo com este conceito, mede-se a distância entre o plano médio horizontal do articulador e o plano horizontal do eixo do articulador. Esta mesma distância é medida acima dos bordos incisais existentes ou planeados no paciente, e o seu ponto mais alto é marcado como o ponto de referência anterior na face. Este ponto pode ser registado para utilização futura, medindo verticalmente para baixo a partir do canto interno do olho e registando esta medida. O canto interno do olho é utilizado porque é um ponto de referência acessível e imutável na cabeça. Com esta técnica, a transferência do arco facial transportará os dois pontos de referência posteriores predeterminados e este ponto de referência anterior para o plano horizontal do eixo do articulador. O dentista pode então prosseguir, sabendo que os bordos incisais cairão no plano médio-horizontal do articulador, a menos que uma decisão subsequente os aumente ou diminua. Deve ser reconhecido que esta técnica não relaciona o plano de Frankfort ou o plano eixo orbital paralelo ao plano horizontal. Além disso, apenas os bordos incisais ou a porção mais anterior do plano oclusal estarão a meio caminho entre os braços do articulador superior e inferior. Um plano oclusal experimental ou real não será paralelo ao plano horizontal, exceto por coincidência.

5. *Ala do nariz:-*

Uma parte de muitas técnicas de dentadura completa é tornar o plano oclusal provisório ou atual paralelo ao plano horizontal. Isto pode ser conseguido de duas formas: (i) uma linha desde a asa do nariz até ao centro do meato auditivo descreve a linha de Camper. Augsburger concluiu, numa revisão da literatura, que o plano oclusal é paralelo a esta linha, com pequenas variações nos diferentes tipos faciais. Sabendo isto, o dentista pode transferir a linha de Camper do doente para o articulador, marcando a asa direita ou esquerda no doente, ajustando o ponteiro de referência anterior do arco facial a esta, e com o arco facial, transferindo a asa anteriormente, e os pontos de articulação posteriormente, do doente para o plano indicador orbital da articulação do articulador.

(ii) O segundo método para estabelecer esta relação consiste em fazer um rebordo de oclusão em cera paralelo à linha de Camper na face. O rebordo de oclusão de cera feito paralelamente à linha de Camper é transferido para o articulador com um arco facial. O seu plano oclusal é feito paralelamente aos braços superior e inferior do articulador. Desta forma, o plano do eixo ala (um plano que coincide com a linha de Camper) e o plano oclusal provisório são horizontais e tornam-se os planos de referência desta técnica.

Outros pontos de referência intra-orais, a estética, a consideração das cristas residuais e os factores de orientação da língua e das bochechas podem alterar o plano oclusal final. O plano oclusal deve ser ajustado para uma posição óptima que favoreça a estética, transmita as forças desejadas às cristas e permita um controlo confortável dos pedaços de comida pela língua e pelas bochechas.

ARTICULADORES ACTUALMENTE UTILIZADOS

ARTICULADORES HANAU

Os articuladores da marca Hanau foram introduzidos pela primeira vez na profissão dentária em 1921 por Rudolph Hanau. O articulador foi designado por Modelo H. Foi originalmente concebido para próteses completas.

Vários modelos dos Articuladores Hanau estão disponíveis em[1] :-

Cinescópio Hanau Modelo M (1923)

Em 1923, desenvolveu um outro modelo de investigação, o articulador cinescópio Hanau modelo M, com postes condilares duplos de cada lado. O ângulo de Bennet é ajustável.

O Articulador de Hanau Modelo Série H (1923)

Estes modelos aceitam a face Bow. A orientação horizontal do côndilo foi ajustada pelo registo interoclusal protrusivo. Nestes instrumentos, o ajuste lateral era calculado por L=H \ 8+12. Estes instrumentos eram do tipo arconte e possuíam uma mesa de guia incisal que permitia ajustes em três dimensões numa gama considerável.

A série Hanau Modelo H2 (1958)

A série Hanau Modelo H2 foi desenvolvida em 1958. Alguns modelos são:

Modelo H2-O (com acessório indicador orbital), Modelo H2-PR (com ajustes calibrados para protruir ou retruir as esferas condilares até 3 mm, H2-X (com eixo condilar extensível) e Modelo H2 - XPR (combinação dos modelos acima), Modelo 96H2.

Modelo 96H2.

Este é o modelo atual do articulador original. Mantém a maior parte das caraterísticas do modelo H. Os elementos condilares encontram-se num eixo ligado à estrutura superior. O conjunto de guia é um sistema de ranhuras fechadas que faz parte da estrutura inferior e está fixado a 110 mm. A deslocação lateral (ângulo Bennett) é ajustável de 0° a 30° e tem um carácter progressivo. A orientação condilar horizontal é ajustável de 0° a 75° e é de natureza rectilínea.

Este modelo aceita uma vasta gama de acessórios. Pode receber uma transferência de arco auricular ou de arco facial. Também está disponível num design maxilofacial especial com a estrutura superior elevada 1 polegada para proporcionar espaço adicional.

Modelo 158 (1977)

O modelo Hanau 158 foi introduzido em 1977. As caraterísticas mecânicas são bastante semelhantes às do modelo 96H2, mas são de natureza arconte. Um arco facial especial está disponível para este modelo, mas ele receberá a maioria dos outros arcos faciais. A trajetória condilar horizontal é ajustável de 0° a 60°, e o deslocamento lateral é ajustável de 0° a 30°.

Modelo 165 Hanaumate

Baseado num valor médio fixo incorporado na sua conceção. O elemento condilar está a 110 mm e tem uma inclinação horizontal de 30°, um desvio lateral progressivo de 15° e uma inclinação exclusiva de 10° na mesa de guia incisal. A estrutura superior pode ser facilmente separada, soltando dois fechos. Recebe a maioria dos arcos faciais. Os moldes são montados com pinos de libertação rápida em vez de placas de montagem. A visibilidade lingual é excelente.

Modelo 166 Mudança de direção radial (1981)

Distância intercondilar fixa Arcon - 100 mm

HCG ajustável de 0° a 60° e com curvatura de ¾ de polegada.

A parede medial tem uma curvatura de deslocamento lateral pré-corrente de 3 mm de raio, que é ajustável de 0-3 mm. Podem ser utilizados arcos faciais e auriculares com este articulador.

Modelos 183 e 184 de visão ampla

Os modelos 183 e 184 de Hanau são do tipo arconte e têm caraterísticas semelhantes. A única diferença é que as armações superior e inferior do modelo 184 podem ser separadas. O design resulta na maior abertura na parte posterior de todos os modelos Hanau. O ângulo da trajetória condilar horizontal é ajustável de -20° a + 60° e o ângulo de deslocamento lateral é ajustável de 0° a 30°. Ambos têm guias rectilíneas.

Utilização do Articulador Hanau H2[74]

Preparação do articulador

- Ajustar a inclinação horizontal de ambas as guias condilares a 70 graus e apertar as porcas de aperto.

- Ajustar a indicação lateral de ambos os postes condilares para o grau "zero" e apertar os respectivos parafusos de aperto manual.

- Ajuste a guia incisal para o grau "zero" e aperte a porca de bloqueio.

- Ajuste o pino incisal para alinhar a ranhura de registo mediano com a parte inferior da barra superior e aperte o parafuso de aperto manual.

- Aperte os bloqueios cêntricos para restringir o articulador apenas aos movimentos de abertura e fecho.

Os modelos de Articulador com a caraterística Protrusive-Retrusive devem ser ajustados para um cêntrico "zero". Este espaçador limita o Articulador a ajustes protrusivos e deve ser removido para o ajuste retrusivo. Os batentes cêntricos foram adaptados individualmente às suas guias condilares e cada volta completa corresponde a um milímetro e cada linha na superfície superior indica um quarto de milímetro.

- O Articulador está em "zero" cêntrico quando o entalhe "0" na borda do Batente Cêntrico coincide com a linha indicadora na borda externa da Guia Condilar e a borda inferior plana está alinhada com a calibração "0" na lateral da Guia Condilar. Bloqueie este ajuste com o parafuso de aperto manual na superfície interior da guia condilar.

- Desaperte os dois parafusos de aperto manual na parte de baixo do membro superior e rode os eixos condilares até que entrem em contacto com a parte plana dos respectivos elementos condilares quando estão em repouso na posição cêntrica "zero"; sem prender ou deslocação lateral percetível. A extremidade da pá do Pino Incisal deve coincidir exatamente com a mesa central da Guia Incisal. Aperte os parafusos de aperto manual para manter os eixos condilares em posição.

- Fixe a Extensão do Pino Incisal.

- Aplicar uma fina camada de vaselina em todas as superfícies do Articulador que ficarão expostas ao material de embutimento de pedra.

- Fixar firmemente as placas de montagem nas barras superior e inferior.

Transferência do cotovelo para a orelha.

- Fixar o Conjunto do Arco Facial do Auricular ao articulador, ajustando igualmente as Escalas para suspender firmemente os Auriculares de Nylon sobre os Pinos Auditivos nos Fechos Centrífugos.

- Arco facial: Assente o rebordo oclusal maxilar na impressão oclusal do Biteplane ou Bitefork e levante ou baixe o arco facial ajustando o parafuso de elevação para alinhar o bordo incisal aceite com a ranhura superior marcada à volta do centro do Incisal Pin'

- Apoiar o Biteplane ou o Bitefork nesta posição para suportar o peso adicional do molde maxilar e dos suportes de montagem de gesso.

- O método "split cast" (molde dividido) é aplicado ao molde maxilar para permitir ao operador afirmar visualmente a exatidão dos ajustes do Articulador durante as relações cêntricas e protrusivas.

O molde do maxilar é rectificado de forma plana no seu lado de montagem e é devidamente entalhado em V na periferia da sua superfície de montagem. A superfície de montagem plana e os seus entalhes são lubrificados com uma fina camada de vaselina e é envolvida com fita adesiva para obter uma forma na qual pode ser vertida uma contra-secção.

Montagem do molde mandibular

Inverta o Articulador e coloque o rebordo oclusal mandibular e o molde no rebordo maxilar sem a ajuda de um registo de relação cêntrica.

-O registo da relação cêntrica é então interposto e cimentado nos rebordos oclusais maxilar e mandibular. A base maxilar é firmemente assentada e cimentada no molde maxilar e a base mandibular é assentada e cimentada no molde mandibular.

-Colocar o molde maxilar sobre o molde dividido, cujo assentamento é observado pelo encosto finamente definido dos entalhes em V e pela linha de separação da montagem.

- Ajustar o pino incisal de modo a assegurar o paralelismo dos membros superiores e inferiores após a montagem do molde e a remoção do registo de relação cêntrica.

- O Membro Inferior do Articulador é rodado para trás e uma mistura de gesso é colocada no molde mandibular. O Membro Inferior é então balançado para incorporar a Placa de Montagem na pedra e para colocar o Pino Incisal em contacto com a Guia Incisal.

- Completar a montagem com uma espátula, certificando-se absolutamente de que os elementos condilares estão bloqueados contra os respectivos batentes numa posição cêntrica.

- Após o ajuste completo da montagem, o Articulador é colocado na posição vertical e o registo da relação cêntrica é removido de entre os aros oclusais.

Ajuste da orientação condilar horizontal.

O pino incisal é levantado para fora do contacto com a guia incisal e a extensão do pino incisal é substituída. Desapertar os bloqueios cêntricos e as porcas de aperto para a inclinação horizontal, ajustar e bloquear a indicação lateral dos pilares condilares a 15 graus e rodar o membro superior para trás e para fora da área funcional.

- O registo da relação protrusiva é então interposto e cimentado com precisão entre os rebordos oclusais maxilar e mandibular.

- O membro superior é rodado de volta para a área funcional e o seu molde dividido é encaixado no molde maxilar. As guias condilares direita e esquerda são ajustadas, manipulando-as para a frente e para trás até se obter um registo exato, evidenciado por um encaixe preciso dos entalhes em V e da linha de separação na periferia do molde dividido.

Uma mão pode repousar ligeiramente sobre o membro superior, diretamente sobre o molde maxilar e sem deformar o registo saliente, para produzir uma sensação de tato durante este ajustamento.

- As porcas de aperto para a inclinação horizontal são então apertadas para reter os seus ajustes salientes e as suas inclinações angulares são anotadas no molde ou são registadas de outra forma. O registo saliente é então removido.

- As secções de montagem fundidas divididas são agora permanentemente cimentadas entre si para manter a sua posição de assento exacta.

Ajuste da orientação condilar lateral

- A fórmula que aparece na parte inferior da barra inferior é utilizada para ajustar a orientação lateral do côndilo em vez dos registos da relação lateral: - L=H/8 + 12

Preparação da guia incisal

- Baixe o Pino Incisal em contacto com a Guia Incisal, com a sua extremidade em forma de pá apoiada transversalmente na mesa central, e aperte firmemente o parafuso de aperto manual na Barra Superior. Desaperte ligeiramente a porca de bloqueio.

Ajuste da guia incisal

- Guiar suavemente o molde maxilar para que os dentes anteriores entrem em contacto protrusivo e reto de borda a borda.

- A Guia Incisal é então rodada antero-posteriormente para entrar em contacto com a extremidade do Pino Incisal e a Porca de Bloqueio é apertada para manter a angulação.

- O molde maxilar é então guiado para uma relação lateral direita completa através da pressão do polegar no lado direito do molde para assegurar o Bennett Shift. A asa lateral é elevada para contactar o canto do pino incisal e a porca de bloqueio é apertada para manter este ajuste.

- Aplicar pressão do polegar no lado esquerdo do molde maxilar e guiá-lo para uma excursão lateral esquerda. Ajustar a asa lateral restante para contactar o pino incisal e fixar o ajuste apertando a porca de bloqueio.

ARTICULADORES WHIP MIX

O articulador Whip-Mix foi desenvolvido por Charles E. Stuart em 1964. Trata-se de um tipo de arco semi-ajustável que é uma versão simplificada do articulador totalmente ajustável de Stuart. O elemento condilar do articulador Whip-Mix é ajustável em relação aos eixos vertical e horizontal, mas não em relação ao eixo sagital.

O arco facial e os articuladores de montagem rápida Whip Mix permitem ao utilizador montar moldes de forma rápida e fácil. A simplicidade e rapidez com que os registos necessários são obtidos e transferidos levou a uma ampla aceitação. A Denar, a Hanau e a Panadent produziram versões que utilizam muitos dos mesmos princípios.

Estão disponíveis vários modelos de articuladores Whip Mix que variam ligeiramente em termos de dimensões e capacidade[1] :-

O Whip Mix Modelo 8500-

Os elementos condilares na estrutura inferior são ajustáveis em três posições. A distância mais estreita é de 96 mm, a distância intermédia é de 110 mm e a distância mais larga é de 124 mm. As guias condilares na estrutura superior são alinhadas com os elementos condilares da estrutura inferior, removendo ou adicionando o número apropriado de espaçadores no eixo das guias condilares. As guias condilares podem ser ajustadas para uma inclinação condilar horizontal de 0° a 70°. As paredes mediais são ajustáveis de 0° a 45° para proporcionar um desvio lateral progressivo. As paredes posteriores são rectas. O articulador padrão inclui uma mesa de guia incisal plástica plana.

O Whip Mix Modelo 8800 -

O articulador fornece um espaço adicional de ½ polegada para montar o molde maxilar. Isto é mais adequado em situações com um plano de oclusão extremamente inclinado ou quando existe um defeito ósseo no maxilar. O modelo 9800 combina a estrutura superior do modelo 8800 com a estrutura inferior do modelo 9000 para proporcionar a maior distância entre as estruturas superior e inferior.

O Whip Mix Modelo 8300

O articulador reflecte o trabalho de Lundeen, Wirth, Lee e outros. As guias condilares têm paredes superiores curvas de ¾ de polegada e um ajuste de deslocamento lateral imediato da parede medial de 0 a 4 mm com um ângulo progressivo de 7½°.

Tem os parafusos de bloqueio condilar, um pino guia de centragem e os elementos condilares estão fixados a 110 mm. Embora possam ser utilizados registos posicionais ou valores médios para programar o articulador, o Gravador Quick-Set ou o Gravador True Axis estão disponíveis para registar com maior precisão o percurso condilar protrusivo-mediotrusivo e para medir a quantidade de deslocamento lateral.

O registador True Axis também tem potencial para registar o eixo da dobradiça mandibular, tal como o Quick Analyzer (Panadent), o Mini-Recorder (Denar) e o Mandibular Movement Recorder (TMJ).

Whip Mix Modelo 8340 -

Oferece uma versão modificada do articulador modelo 8300 que permite a permutabilidade de moldes entre articuladores.

Durante o fabrico, cada articulador tem uma mesa de placa de montagem especial fixada com precisão à estrutura inferior utilizando um dispositivo especial chamado Accumount. A relação entre as estruturas superior e inferior é depois verificada individualmente para verificar o alinhamento exato.

Whip Mix modelo DB 2000 e DB 2200 - articuladores mais recentes.

Existe também um modelo intercambiável 2240. Todos os três instrumentos apresentam um design de estrutura superior e inferior ergonómico totalmente novo.

O espaço de visualização e acesso posterior foi aumentado. A distância adicional entre armações foi aumentada para 114 mm (4 ½ polegadas) para proporcionar mais espaço para moldes volumosos.

Os modelos 2200 e 2240 são idênticos, com a exceção de que o 2240 possui o sistema Accumount. O articulador modelo 2000 é igual ao modelo 2200, exceto que apresenta uma modificação da parede guia medial do conjunto condilar. A parede medial é curvada na sua extremidade para proporcionar um movimento curvilíneo da trajetória condilar em órbita. São fornecidos calços de 1 e 2 mm de espessura. O calço de 1 mm, quando colocado, permite 1 mm de deslocamento lateral curvilíneo no primeiro milímetro de avanço.

O calço de 2 mm permite 2 mm de deslocamento lateral curvilíneo nos primeiros 2 mm de avanço. Sem os calços, as caraterísticas mecânicas do conjunto condilar são idênticas às das séries 2200 e 8300.

Utilização do Articulador Whipmix[75]

Articulador . preparação

A estrutura inferior do articulador tem as letras L, M e S gravadas em cada um dos seus cantos na parte de trás. Cada um dos dois elementos condilares deve ser aparafusado numa das definições, de modo a corresponder à largura condilar do paciente (Grande, Média ou Pequena), conforme registado no arco facial. É importante que os elementos condilares sejam apertados firmemente no sítio com a chave de caixa fornecida. - Em seguida, ajustar a estrutura superior do articulador para a mesma largura, removendo ou adicionando o número correto de espaçadores nos eixos das guias condilares. Utilizar dois espaçadores em cada eixo para o eixo Grande, um em cada eixo para o eixo Médio e nenhum para o eixo Pequeno. Certifique-se de que os eixos são substituídos de modo a que os espaçadores estejam em contacto firme em ambos os lados entre a estrutura do articulador e as guias condilares. Quando forem utilizados espaçadores, colocar sempre os que têm as secções biseladas mais próximas das guias condilares, com os biséis junto às guias. Além disso, certifique-se de que a linha horizontal em cada espaçador está alinhada com a linha na parte de trás da guia condilar. Estes espaçadores não são intercambiáveis entre articuladores. Quando não estão a ser utilizados, devem ser colocados no pino da guia incisal para garantir que permanecem no mesmo instrumento.

- As guias condilares devem agora ser ajustadas numa angulação de 30° em preparação para a fixação do conjunto face-bow. As definições das guias de deslocamento lateral são irrelevantes nesta altura. Fixar firmemente as placas de montagem limpas nas estruturas superior e inferior do articulador.

Colocação do registo do arco de face no articulador

Em primeiro lugar, fazer deslizar o conjunto do relator de nasion para fora do centro da barra transversal do arco facial e desapertar ligeiramente os 3 parafusos de polegar. Para fixar o arco facial no lugar, segurá-lo com uma mão e com a outra levantar o membro superior do articulador. Introduzir primeiro um e depois o outro pino das abas exteriores das guias condilares nos orifícios do lado medial das peças de plástico para as orelhas, mantendo um braço do arco facial encostado ao corpo. Deixar que a extremidade anterior da estrutura superior do articulador assente na barra transversal do arco facial e, em seguida, apertar os 3 parafusos de polegar, continuando a pressionar os braços do arco facial firmemente contra o corpo. Agora, colocar a armação superior com o arco facial fixado na armação inferior, permitindo que a forquilha do arco facial assente no bloco de plástico da guia incisal.

- Uma vez que a guia deste instrumento faz parte da armação superior e o arco facial é, de facto, uma peça única com esta armação, a forquilha do arco facial está em relação fixa com a placa de montagem superior. A relação da armação superior e do registo da forquilha do arco facial com a armação inferior e os seus elementos condilares não tem qualquer importância neste momento, uma vez que a armação inferior serve apenas como um meio de apoio conveniente durante a montagem do molde maxilar.

Montagem de molde maxilar

Primeiro, assente o molde maxilar no registo do garfo do arco facial. Em seguida, levantar o braço superior do articulador e aplicar um monte de gesso de montagem bem misturado, preciso e de secagem rápida na base do molde.

- Utilizando uma mão como apoio para evitar qualquer movimento da forquilha do arco facial ou do molde, fechar o braço superior do articulador até tocar novamente na barra transversal do arco facial, forçando a placa de montagem na pedra de montagem macia. Manter o molde em posição até que a pedra de montagem tenha assentado e, em seguida, retirar o arco facial do articulador.

Montagem do molde mandibular

Colocar o pino guia incisal na armação superior, com a extremidade arredondada para baixo. As estruturas superior e inferior ficam paralelas, alinhando a parte superior da saliência do pino com a linha que circunda completamente o pino. Nesta altura, o pino deve ser ajustado vários milímetros acima da marca paralela para compensar a espessura do registo da mordida. Quando se utiliza uma mesa de guia incisal personalizada ou sempre que a dimensão vertical do instrumento é alterada (pino guia levantado ou baixado), o bloco de guia também deve ser movido para acomodar a alteração. Este ajuste compensa o pino guia incisal reto.

- Colocar agora a estrutura superior de cabeça para baixo. Isto posiciona o molde montado com as suas superfícies oclusais para cima. Coloque um registo cêntrico interoclusal no molde maxilar. O molde mandibular é agora cuidadosamente posicionado sobre o registo. Verificar cuidadosamente se os dentes estão completamente encaixados.

- Inverter a estrutura inferior do articulador e **certificar-se de que os elementos condilares assentam na sua posição mais recuada nas guias condilares**.

- Remover a armação inferior e aplicar o gesso de montagem na base do molde. Reposicione a estrutura inferior com os elementos condilares na sua **posição mais retruída** nas guias condilares à medida que articula a estrutura inferior na pedra macia, até que o pino da guia incisal encontre o bloco da guia incisal. Manter o molde nesta posição até que o gesso de montagem tenha assentado.

Definir a orientação do Articulador

Depois de remover o registo cêntrico, coloque ambas as guias condilares na inclinação zero e os controlos de deslocamento lateral na sua posição mais aberta (45°). Levante o pino da guia incisal para evitar interferências.

- Com a estrutura superior e o respetivo molde invertidos, assente cuidadosamente o registo interoclusal de excursão lateral esquerdo no molde superior. Segurando a armação superior com uma mão e a armação inferior com a outra, colocar o elemento condilar rotativo esquerdo na guia condilar esquerda. Assentar suavemente o molde inferior no registo lateral e segurar ligeiramente o articulador e os moldes na posição com uma mão no lado esquerdo. Observar que o elemento condilar direito se afastou das superfícies superior e posterior da guia condilar e, na maioria dos casos, em direção à parede medial.

- Para definir a inclinação da guia direita, desapertar o parafuso de fixação e rodar a guia até que a parede superior toque novamente no elemento do côndilo. Apertar o parafuso de fixação para colocar a guia nesta posição. **Não exercer uma pressão excessiva.** É aconselhável, ao fazer estes ajustes, que o contacto seja avaliado pela visão, em vez do sentido do tato. Isto ajuda a assegurar que os moldes não são forçados a sair da posição do registo oclusal. - Ajustar o desvio lateral progressivo desapertando os parafusos de fixação da guia de desvio lateral e movendo a guia até tocar no elemento do côndilo. Voltar a apertar o parafuso de fixação. Voltar a colocar o articulador na posição vertical e registar a quantidade de inclinação do côndilo e o desvio lateral encontrado nesse lado.

- A orientação condilar esquerda é ajustada utilizando o registo da excursão lateral direita e repetindo o procedimento acima.

- As estruturas superior e inferior do articulador são mantidas firmemente juntas pelo fecho de mola, que faz regressar a estrutura superior à posição central quando libertada de uma excursão. Para separar os dois membros, o fecho de mola é facilmente libertado.

ARTICULADORES PANADENT[1]

O sistema Panadent iniciou uma abordagem diferente à instrumentação dentária. O princípio baseia-se no trabalho de Lee e outros. Denar, TMJ, Whip-Mix, Hanau e SAM lançaram as suas próprias versões com base nos mesmos fundamentos.

Foi desenvolvida uma série de análogos tridimensionais estatisticamente selecionados do movimento do eixo condilar. As fossas análogas apresentam trajectórias protrusivas e mediotrusivas curvilíneas com um raio de aproximadamente ¾ de polegada.

Existem cinco pares no conjunto com deslocações laterais pré-correntes de 0,5, 1,0, 1,5, 2,0 e 2,5 mm e uma angulação progressiva de 6°.

O design *do articulador Panadent* foi introduzido em 1978. Os modelos actuais foram introduzidos em 1983. A principal modificação nos modelos mais recentes é o fecho mecânico. Este mecanismo mantém as estruturas superior e inferior do articulador unidas, mas permite um movimento de abertura de 180°.

Os articuladores utilizam elementos condilares de ¼ de polegada, em vez do tamanho habitual de ½ polegada, que são fixados a uma distância de 110 mm. Existem três modelos: SL, PSL e PCL. Os dois últimos modelos são maquinados com uma precisão de 0,01 mm, o que permite a troca de moldes montados entre diferentes articuladores. O modelo PSL tem um pino guia incisal reto menos complicado, tal como o modelo SL. Tanto uma mesa de guia incisal de plástico como uma de metal ajustável estão disponíveis para os três modelos.

O sistema foi concebido para selecionar o análogo correto e para determinar a inclinação da trajetória condilar com um dispositivo de rastreio extra-oral de análise rápida.

O analisador é utilizado para traçar as trajectórias condilares e para registar a quantidade de deslocamento lateral. Os análogos apropriados são então selecionados e inseridos no articulador. As fossas análogas são então rodadas para duplicar a inclinação das trajectórias. Os análogos podem ser misturados para que cada lado possa ter diferentes quantidades de deslocamento lateral. Os análogos e as suas angulações podem ser determinados com registos laterais posicionais. É necessário um par de selectores de análogos quando se utiliza o sistema "check-bite".

ARTICULADORES DENTÁRIOS[1]

Esta marca de articuladores é fabricada na Suécia e todos os modelos são instrumentos do tipo eixo com uma ranhura no conjunto condilar para que o elemento condilar possa efetuar movimentos rectilíneos. Os modelos ARH, ARL, ARS e ARD têm os elementos condilares como parte da estrutura superior e a guia condilar na estrutura inferior.

O modelo ARH .

O ARH é o articulador Dentatus original. Tem indicador orbital, orientação condilar ajustável de -60° a +60° e tem um desvio lateral ajustável de 0° a 40°. O mecanismo condilar pode ser ajustado a partir de registos individuais. Os parafusos de paragem anterior calibrados e ajustáveis para as esferas condilares encontram-se na via condilar. O Articulador possui, de série, uma mesa incisal sólida facilmente amovível, que pode ser inclinada no plano horizontal, no sentido antero-posterior. O pino incisal curvo permanece na mesma posição na mesa incisal durante a abertura e o fecho do membro do maxilar superior. Este facto é importante para o fabrico de uma mesa de guia incisal personalizada. O eixo transversal condilar tem pinos de eixo calibrados extensíveis. O Articulador pode ser ajustado de modo a eliminar toda a folga lateral na relação cêntrica. Tem uma capacidade de deslocação Bennett em movimento excêntrico.

O modelo ARL (1958) Este modelo não Arconte foi introduzido em 1958. Tem hastes de eixo condilar

calibradas que podem ser utilizadas com uma técnica de eixo de dobradiça. A orientação condilar é ajustável de -60° a + 60° e tem um ângulo de desvio lateral de 0° a 40°, parafusos de paragem anteriores calibrados, hastes de extensão do eixo calibradas, uma mesa de guia incisal metálica ajustável e um pino de guia incisal curvo.

O Articulador Dentatus ARO (1971)

Este instrumento foi introduzido em 1971. Tem todas as caraterísticas do Dentatus ARL mais a caraterística única de um braço móvel que segura o molde mandibular.

O modelo ARS tem caraterísticas de orientação condilar fixa de 30° de inclinação de tração com um

ângulo de Bennett de 15° e pinos auditivos para receber uma orelha face-bow. A ranhura de orientação está aberta na parte posterior para permitir a separação das estruturas superior e inferior. Possui uma mesa de guia incisal plana e uma mesa de guia incisal de 10°.

A inclinação condilar **do modelo ARD** pode ser ajustada de 0° a 60° e o ângulo de deslocamento lateral pode ser ajustado de 0° a 40°. As outras caraterísticas são as mesmas do modelo ARS.

O modelo ARA é semelhante em caraterísticas aos outros, exceto que os elementos condilares fazem parte da estrutura inferior e a guia condilar faz parte da estrutura superior. A inclinação condilar pode ser ajustada de - 70° a + 70° e o ângulo de deslocamento lateral pode ser ajustado de 0° a 40°. O deslocamento lateral imediato é padrão neste modelo.

A Dentatus também fabrica um articulador chamado Balance. Tem três quartos do tamanho normal em dimensões gerais e é um articulador do tipo eixo sem arco. Existem quatro guias de ranhura intercambiáveis com inclinações fixas da trajetória condilar de 20°, 25°, 30° e 40°. O ângulo de deslocação lateral pode ser ajustado de 0° a 15°. Estão disponíveis tabelas de guia incisal fixas de 0°, 5°, 10° e 15°. Aceita uma arcada auricular ou uma arcada facial normal.

O deslocamento lateral para todos os modelos é do tipo progressivo e as trajectórias condilares horizontais permitem apenas movimentos rectilíneos. Estes articuladores são bem fabricados e são populares entre aqueles que preferem um instrumento do tipo ranhura de eixo.

ARTICULADORES DENAR[1]

O Articulador Denar Modelo D4A (1968) - articulador foi desenvolvido por Niles Guichet em 1968. É programado a partir de traçados feitos com um pantógrafo controlado pneumaticamente.

DENAR *D5A-* O modelo atual é o D5A, que é um aperfeiçoamento do modelo original.

Os ajustes das superfícies de orientação são possíveis nos três planos do espaço.

O ajuste da deslocação lateral (Movimento Bennett) encontra-se na parede medial e tem provisões para ajustes imediatos e progressivos. Está disponível uma inserção pré-corrente (angular) para a parede medial. Também estão disponíveis inserções de nylon ou resina acrílica para a parede superior.

Uma mesa incisal metálica ajustável e uma plataforma incisal personalizada estão disponíveis para o D5A. A plataforma incisal pode ser utilizada para segurar a resina acrílica autopolimerizável no ajuste das sobreposições horizontais e verticais dos dentes anteriores.

Os pontos de referência anatómicos são utilizados com muitos articuladores e técnicas para estabelecer os pontos de referência posterior e anterior. O Localizador e Marcador de Plano de Referência Denar é útil para este fim. Com ele, os pontos anatómicos podem ser recolocados com precisão.

Muitos clínicos consideram que o formador de embraiagem e o pantógrafo Denar simplificam bastante o sistema de registo. Atualmente, também está disponível um registador digital (Pantronic).

As definições de orientação do côndilo são determinadas automaticamente, poupando assim o tempo e o esforço necessários para transferir manualmente a gravação e programar o articulador.

Denar Mark II (1975) - Este articulador foi introduzido em 1975. O articulador é um instrumento de duas peças que incorpora um mecanismo de bloqueio positivo que pode manter os dois membros juntos e permitir 85 graus de movimento da dobradiça. A inclinação horizontal do côndilo pode ser ajustada de 0 a 60 graus. Possui um ajuste de deslocamento lateral imediato (Bennett) de 0 a 4 mm e um ajuste de deslocamento progressivo de 0 a 15 graus. Os elementos condilares estão a uma distância intercondilar fixa de 110 mm. Está disponível uma opção de distância intercondilar ajustável (110-122 mm).

A parede da fossa posterior tem uma inclinação posterior de 25 graus para permitir um movimento para trás do côndilo rotativo à medida que este se desloca para fora durante o deslocamento lateral. Está disponível uma opção de parede posterior reta.

SAM[11]

A empresa foi fundada em 1971 por Heinz Mack, um dentista praticante, em Munique, Alemanha. O seu sistema de articuladores anatomicamente corretos e relacionados com o crânio ficou conhecido e identificado como SAM (School Articulator Munich). Trata-se basicamente de articuladores do tipo arconte. A SAM criou uma grande variedade de modelos de articuladores, que incluem SAM SE, SAM 2P, SAM 2PX e SAM 3. Estes articuladores fornecem uma simulação funcional exacta dos movimentos mandibulares.

Este sistema de articulação alemão é durável, estável e preciso. Um aspeto da sua popularidade é a capacidade de trocar os moldes montados de um instrumento para outro.

O articulador *SAM 2* tem três alojamentos condilares intercambiáveis que incorporam diferentes curvaturas na parede superior. A superfície curva produz uma mudança relativa de inclinação, dependendo do carácter da curvatura. Por exemplo, com o encaixe 1 regulado a 45° a 3 mm de protrusão, o ângulo será de 50°, e a 10 mm, será de 45° com o encaixe 3 regulado a 30° e a 3 mm de avanço, o ângulo será de 55°. A parede medial tem quatro inserções, uma rectilínea e três curvilíneas, com quantidades crescentes de deslocamento lateral, todas nos primeiros 2 mm de movimento. O pino é fixado à estrutura inferior e a mesa à estrutura superior. Esta disposição torna-se um análogo para a orientação anterior na boca.

Um acessório é o Indicador de Posição Mandibular (MPI) SAM. O MPI consiste numa estrutura superior modificada com cubos deslizantes em vez de alojamento condilar. Podem ser efectuadas medições tridimensionais no mesmo plano de referência no centro de rotação. Os dados obtidos podem ser comparados antes, durante e após o tratamento. Os dados podem até ser transferidos e sobrepostos em radiografias cefalométricas. Isto torna-se valioso quando as interações da oclusão e das posições condilares são importantes.

O articulador é um instrumento modular. As opções disponíveis podem ser adicionadas à versão standard para expandir as suas capacidades, e existem muitos acessórios disponíveis. O arco facial é muito semelhante ao arco auricular da Whip-Mix e da Panadent. O axiógrafo é o melhor disponível para a profissão. O membro inferior do axiógrafo também pode ser utilizado como arco facial cinemático.

Este instrumento tornou-se popular entre alguns ortodontistas e tem excelentes possibilidades em prótese dentária.

SELECÇÃO DE UM ARTICULADOR

O grande número de diferentes modelos de articuladores disponíveis e a vasta gama de possibilidades de ajuste destes articuladores podem deixar o dentista bastante confuso quando tem de escolher um.

Os factores que afectam a seleção de um articulador são :

1. Os movimentos do articulador dos elementos condilares não reproduzem os movimentos condilares nas articulações temporomandibulares. Isto é verdade mesmo para os articuladores de classe I. O objetivo da articulação é duplicar os movimentos dentários ao longo das vias fronteiriças em pelo menos dois planos do espaço. Os articuladores de classe I têm a possibilidade de o fazer. Os articuladores de classe II tipo 3 aproximar-se-ão se tiverem a capacidade de efetuar ajustes de deslocamento lateral imediatos ou pré-correntes. No entanto, o deslocamento lateral imediato não é natural e os ajustes de mais de 0,5 mm dificultam a manutenção de uma posição intercuspídea precisa nos instrumentos com esta caraterística. Os articuladores com capacidades de pré-corrente não criam este problema.

2. A exatidão de um articulador na reprodução dos movimentos dentários ao longo das vias fronteiriças está diretamente relacionada com os seus princípios de conceção, com os registos utilizados para relacionar os moldes e com a forma como as definições de orientação são determinadas.

3. Os requisitos mais importantes de um articulador são a manutenção da relação cêntrica e a dimensão vertical da oclusão, uma vez estabelecida.

4. Elementos condilares fixos a 110 mm são tudo o que é necessário. No entanto, se for utilizado um eixo em vez de um articulador de eixo com registos posicionais laterais, uma capacidade intercondilar ajustável pode permitir a aceitação de mais registos. Se apenas forem utilizados registos protrusivos, esta caraterística não é útil.

5. O articulador deve ser capaz de receber um registo de transferência face-bow.

6. O articulador deve ter a capacidade de ajustar o deslocamento lateral pré-corrente ou imediato até, pelo menos, 1,5 mm. O ângulo progressivo pode ser fixado se o ângulo estiver entre 6° e 12°. Apenas para a construção de próteses completas, uma superfície de orientação reta ajustável é provavelmente satisfatória. Um ângulo fixo de cerca de 15° é provavelmente suficiente.

7. Uma mesa de guia incisal mecânica ajustável não pode reproduzir a orientação natural dos dentes anteriores. Uma forma de reproduzir a orientação incisal é moldar uma forma personalizada a partir da disposição existente ou proposta dos dentes anteriores. No entanto, uma mesa de guia mecânica é uma ajuda essencial na disposição da oclusão da prótese total.

8. Um estereógrafo (pantógrafo) tem um valor limitado para todos os tipos de situações protéticas, exceto algumas, e não é indicado para próteses completas.

9. A sofisticação do articulador não deve exceder o nível de formação e capacidade do pessoal que fabrica as restaurações .[1]

Seleção do articulador para o fabrico de próteses completas

Quando um articulador é selecionado para a construção de uma prótese completa, o tipo dependerá, de certa forma, (a) do tipo de oclusão a ser desenvolvida, (b) do tipo de forma do dente posterior, (c) do tipo de orientação do dente excursivo, e (d) do tipo de registos da relação da mandíbula que podem ser feitos para ajustar o articulador.

O procedimento mais importante na construção de uma prótese completa é provavelmente a precisão do registo interoclusal.

Uma vez que é extremamente difícil obter registos gráficos precisos, os articuladores sofisticados e totalmente ajustáveis que reproduzem as curvas dos movimentos da borda são desnecessariamente complexos. Do mesmo modo, os instrumentos que requerem uma transferência cinemática do arco facial para localizar o eixo da articulação não oferecem qualquer vantagem.

No outro extremo, o articulador de dobradiça simples pode ser utilizado para preservar a posição da relação cêntrica com precisão, desde que o registo interoclusal original seja exato e o próprio instrumento seja rígido. Os contactos oclusais em relação cêntrica podem assim ser aperfeiçoados com confiança. No entanto, este instrumento não pode ser utilizado para relacionar as superfícies oclusais em movimentos excursivos, porque não pode aceitar nem mesmo registos interoclusais excêntricos simples. O aperfeiçoamento dos contactos laterais não funcionais para uma oclusão equilibrada não é, portanto, possível com este tipo de instrumento.

Entre os extremos encontra-se o articulador semi-ajustável, que aceita um registo de arco facial arbitrário e registos interoclusais. Este instrumento possui guias condilares individualmente ajustáveis, tanto na horizontal como na vertical.

Existem dois modelos básicos de articuladores semi-ajustáveis: o arcon (para articulador e côndilo) e o nonarcon . Os instrumentos nonarcon ganharam uma popularidade considerável na prótese dentária completa, porque os membros superiores e inferiores estão rigidamente ligados, permitindo um controlo mais fácil ao posicionar os dentes artificiais.

No entanto, *Beck* não foi capaz de demonstrar qualquer superioridade clínica das próteses fabricadas num articulador arcon em relação às próteses fabricadas num articulador não arcon .[3]

Seleção do articulador para prótese fixa :

A escolha do articulador deve ser feita com base no que se espera dele. Se se pretende aperfeiçoar os contactos oclusais apenas em oclusão cêntrica, pode optar-se por um articulador simples, robusto, do tipo dobradiça, sem previsão de movimentos laterais ou protrusivos. Os articuladores simples de dobradiça e de trajetória condilar fixa só devem ser utilizados em situações em que seja possível evitar a utilização de qualquer instrumento, como no fabrico de inlays, onlays ou coroas individuais.

Para a maioria das próteses fixas de rotina, a utilização de um articulador Arcon semi-ajustável tornou-se mais comum devido à sua precisão e à facilidade com que se desmontam para facilitar o enceramento oclusal necessário para restaurações fundidas. Têm aproximadamente o mesmo tamanho que as estruturas anatómicas que representam. Por conseguinte, os moldes articulados podem ser posicionados com precisão suficiente para que os erros de arqueamento sejam mínimos.

Este tipo de articulador pode ser utilizado para o fabrico da maioria das unidades individuais e próteses parciais fixas.

Se se pretender um controlo completo da oclusão, é útil um articulador tridimensional ajustável completo. Um articulador tridimensional requer um registo de relação cêntrica, um mínimo de dois registos laterais e alguns meios para controlar a altura e as inclinações das cúspides. Os registos para o seu ajuste podem ser registos interoclusais ou traçados gráficos tridimensionais feitos por um aparelho cinemático de arco facial. . As técnicas necessárias para a sua utilização exigem um elevado grau de perícia e consomem muito tempo. Por esta razão, os articuladores totalmente ajustáveis são utilizados principalmente para tratamentos extensos que requerem a reconstrução de toda uma oclusão .[71]

11. CONCLUSÃO

Os articuladores são instrumentos que tentam reproduzir a amplitude de movimento da mandíbula. Os primeiros desenhos de instrumentos eram tentativas de duplicar as relações anatómicas ou reproduzir movimentos funcionais da anatomia. Os instrumentos articuladores mais sofisticados evoluíram à medida que se aprendia mais sobre anatomia, movimentos mandibulares e princípios mecânicos. No entanto, o objetivo era sempre o mesmo: produzir ou reproduzir relações oclusais extra-oralmente. Alguns articuladores são muito simples, consistindo em nada mais do que uma simples dobradiça. No outro extremo, os articuladores complicados, que requerem aparelhos de registo muito complexos, pretendem simular todas as nuances do movimento da mandíbula. Por mais simples ou complicado que seja um articulador, se o operador não o utilizar corretamente ou se não possuir as caraterísticas necessárias para o objetivo básico para o qual é utilizado, os resultados serão decepcionantes. O grande número e a grande variedade de complexidade dos articuladores modernos podem levar o dentista a pensar que a escolha de um instrumento adequado é potencialmente difícil. No entanto, a escolha é muito simplificada se considerarmos quais os registos que podem ser obtidos com precisão, o que o instrumento deverá fazer e o facto de a tecnologia do articulador não ser um substituto para uma compreensão biológica do sistema mastigatório .[3]

Uma compreensão emergente da neurofisiologia do movimento mandibular e a influência de várias considerações morfológicas e comportamentais levaram à noção de que cada paciente é o seu melhor articulador. Além disso, o sucesso ou fracasso da restauração final depende mais do operador do articulador do que do próprio articulador .[2]

O falecido *Carl O Boucher* resumiu a controvérsia sobre o articulador afirmando: *"Deve reconhecer-se que a pessoa que utiliza o instrumento é mais importante do que o instrumento. Se os dentistas compreenderem os articuladores e as suas deficiências, podem compensar as suas adequações inerentes".*

12. REFERÊNCIAS

1. **Heartwell Charles M Jr, Rahn Arthur O.** Syllabus of complete dentures. Editora Varghese.

2. **Winkler Sheldon.** Essentials of complete denture prosthodontics, 2nd Indian edn. AITBS Publishers, 2009; 142-143.

3. **Zarb, Bolender.** Prosthodontic Treatment For The Edentulous Patient, 12th edn. St Louis: C.V. Mosby, 2004; 291-292.

4. **Glossário de termos de prótese dentária** . J Prosthet Dent 2005; 94: 10-92.

5. **Starcke Edgar N.** A história dos articuladores: Uma perspetiva sobre os primeiros anos, Parte II.

J Of Prosthodont, 1990; 8: 277-280.

6. **Mitchell DL, Wilkie ND.** Articuladores ao longo dos anos. Parte I. J Prosthet Dent 1978; 39: 330- 338

7. **Starcke Edgar N.** A história dos articuladores: As primeiras tentativas de reprodução do movimento mandibular. J Prosthod, 2000; 9: 51-56.

8. **Starcke Edgar N.** A história dos articuladores: As primeiras tentativas de reproduzir o movimento mandibular, Parte III.

J Prosthod, 2000; 9: 217- 222.

9. **Starcke Edgar N.** A história dos articuladores: O aparecimento e a utilização inicial do pino e da guia incisal.

J Prosthod, 2001;10: 52-60.

10. **Mitchell DL, Wilkie ND.** Articuladores ao longo dos anos. Parte II.

J Prosthet Dent 1978; 39: 451- 458.

11. Catálogo SAM 2011

12. Catálogo do sistema Artex

13. Protar evo 2007

14. **Starcke Edgar N.** A história dos articuladores: O aparecimento e o início da história dos arcos faciais.

J Of Prosthodont, 2000;9: 161- 165.

15. **Thomas, C. J**. Uma classificação dos articuladores.

J Prosthet Dent 1973; 30: 11-14

16. **Gillis, R. R**. Desenvolvimento do articulador e a importância de observar as trajectórias do côndilo na prótese dentária completa. J Am Dent Assoc 1926;13: 37.

17. **Boucher C. 0.** Métodos de registo de movimentos funcionais de bases de dentaduras completas em três dimensões. J Dent Res 1934;14:39 - 42.

18. **Beck, H. 0**. Escolhendo o articulador. J Am Dent Assoc 1962; 64:468 - 472.

19. **Weinberg, L. A**. Uma avaliação dos articuladores básicos e dos seus conceitos. Parte II. J Prosthet Dent 1963; 13:645- 663.

20. **Rihani A**. Classificação dos articuladores. J Prosthet Dent 1980; 1980;

43: 344- 347.

21. **Sharry, J. J**.Complete Denture Prosthodontics (Prótese Dentária Completa). McGraw-Hill Book Co.

22. **Knapp JG.** Classificação dos relatores dentários como oclusores e articuladores curso #40600 : Suplemento. 2007

23. **Okeson JO**. Gestão de desordens temporomandibulares e oclusão.

24. **Borgh O e Posselt U**. Registo do eixo da dobradiça: Experiências no articulador.

J Prosthet Dent 1958; 8: 35-40.

25. **Flinchbaugh RW**. Modificação do articulador Hanau modelo H e do arco facial.

J Prosthet Dent 1958; 8: 781-785.

26. **Stuart CE.** Precisão na medição de dimensões e relações funcionais em próteses orais.

J Prosthet Dent 1959; 9: 220-236.

27. **Mahdy AS El**. Um articulador simples e totalmente ajustável.

J Prosthet Dent 1963; 13: 255- 262.

28. **Weinberg LA**. Princípio Arcon no mecanismo condilar de articuladores ajustáveis.

J Prosthet Dent 1963;13: 263-268.

29. **Lauritzen AG e Wolford LW**. Relações oclusais: O método do molde dividido para técnicas de articulador.

J Prosthet Dent 1964; 14: 256- 265.

30. **Strohaver RA.** Uma comparação das montagens de articuladores feitas com registos de relação

cêntrica e de posição miocêntrica.

J Prosthet Dent 1972; 28: 379- 390.

31. **Bellanti ND** - O significado das capacidades do articulador - Parte I: articuladores ajustáveis vs. semi-ajustáveis.

J Prosthet Dent 1973; 29: 269-275.

32. **Javid NS**. Um estudo comparativo das trajectórias condilares sagital e lateral em diferentes articuladores. J Prosthet Dent 1974; 31: 130- 136.

33. **Tanaka H e Beu RA**. Um novo articulador semi-ajustável: Parte I - Conceito por detrás do novo articulador.

J Prosthet Dent 1975; 33: 10-16.

34. **Javid NS e Porter MR**. A importância da fórmula de Hanau na construção de próteses completas.

J Prosthet Dent 1975; 34: 397- 404.

35. **Hobo S, Shillinburg HT Jr e Whitsett LD.** Seleção do articulador para dentisteria de restauração.

J Prosthet Dent 1976; 36: 35- 43.

36. **Beck DB e Knap FJ**. Fiabilidade de articuladores totalmente ajustáveis utilizando uma análise computorizada.

J Prosthet Dent 1976; 35: 630-642.

37. **Mohamed SE, Schmidt JR e Harrison JD**. Articuladores no ensino e na prática dentária.

J Prosthet Dent 1976; 36: 319-325.

38. **Finger IM e Tanaka H**. Um novo articulador semi-ajustável: Parte III-

Uma investigação da capacidade do articulador Hanau XP-51.

J Prosthet Dent 1977; 37: 310-319.

39. **Coye RB**. Um estudo da variabilidade do ajuste de um articulador gnatológico totalmente ajustável a um traçado pantográfico.

J Prosthet Dent 1977; 37: 460-465.

40. **Gibbs CH e Derda HJ**. Um novo articulador que enfatiza a oclusão cêntrica e os determinantes anteriores.

J Prosthet Dent 1977; 37: 382-393.

41. **Winstanley RB**. Observações sobre a utilização do pantógrafo e articulador Denar.

J Prosthet Dent 1977; 38: 660-672.

42. **Tanaka H e Finger IM**. Um novo articulador semi-ajustável: Parte IVUma investigação de três articuladores.

J Prosthet Dent 1978; 40: 288-293.

43. **Loos LG**. Um arco facial adapta-se a três articuladores.

J Prosthet Dent 1978; 39: 469-472.

44. **Shafagh I e Amirloo R**. Replicabilidade da orientação da ponta do queixo e do programador anterior para registar a relação cêntrica.

J Prosthet Dent 1979; 42: 402-404.

45. **Sweijd F**. Um articulador que regista os movimentos tridimensionais do côndilo utilizando materiais de impressão.

J Prosthet Dent 1980; 44: 156-160.

46. **Schweitzer JM**. Uma avaliação de 50 anos de dentisteria reconstrutiva: Parte I - Relações maxilares e oclusão.

J Prosthet Dent 1981; 45: 383-388.

47. **Simonet PF e Clayton JA**. Influência da disfunção da ATM no movimento de Bennett registado por um pantógrafo modificado: Parte II - Estudo piloto no articulador.

J Prosthet Dent 1981; 46: 545-549.

48. **Yanus M, Finger IM e Weinberg R**. Comparação de um dispositivo de montagem universal com um arco facial.

J Prosthet Dent 1983; 49: 623-627.

49. **Bailey JO e Nowlin TP**. Avaliação do terceiro ponto de referência para a montagem de moldes maxilares no articulador Hanau.

J Prosthet Dent 1984; 51: 199-201.

50. **Tayler TD, Huber LR e Aquilino SA**. Análise do ajuste condilar lateral de articuladores semi-ajustáveis não-arconianos.

J Prosthet Dent 1985; 54: 140-143.

51.   **Smith DE**. Será que um articulador satisfaz as necessidades da prótese fixa e removível?

J Prosthet Dent 1985; 54: 296-302.

52.   **Curtis DA e Sorensen JA**. Erros incorridos na programação de um articulador totalmente ajustável com um pantógrafo.

J Prosthet Dent 1986; 55: 427- 429.

53.   **Beard CC, Donaldson K e Clayton JA**. A comparison of articulator settings to age and sex.

J Prosthet Dent 1986; 56: 551-554.

54.   **Chou TM e Pameijer CH**. Uma investigação sobre a reprodutibilidade dos articuladores.

J Prosthet Dent 1987; 58: 442-448.

55.   **Santos JD e Ash MM**. Uma comparação da equivalência dos movimentos da mandíbula e do articulador.

J Prosthet Dent 1988; 59: 36-42.

56.   **Wright WJ Jr**. Um método matemático para calcular o ajuste do pino de paragem anterior de compensação de um articulador de arco semi-ajustável. J Prosthet Dent 1989; 61: 362-367.

57.   **Wagner AG e Rennels KE**. O efeito das definições do articulador nas inclinações das cúspides, medido por uma máquina de medição coordenada.

J Prosthod 1993; 2: 19-23.

58.   **Richards MW e Curtis S.** Melhorar a precisão de um novo articulador.

J Prosthet Dent 1993; 70: 293-244.

59.   **Sanchez RA, et al.** Verificação da fiabilidade da troca de moldes entre articuladores modulares Hanau.

J Prosthod 1993; 2: 220-223.

60.   **Tamaki K,** et al. Reprodução do contacto dentário excursivo num articulador com dados de axiografia computorizada.

J Prosthet Dent 1997; 78: 373-378.

61.   **Carvalho ODTD**. Um novo sistema e procedimento de articulador totalmente ajustável.

J Prosthet Dent 1998; 80: 376-386.

62.   **Gross M, et al.** O efeito de três materiais de registo diferentes na reprodutibilidade dos registos de orientação condilar em três articuladores semi-adjetiváveis.

J Oral Rehab 1998; 25: 204-208.

63. **Proschel PA, Maul T e Morneburg T.** Incidência prevista de erros oclusais excursivos em modos comuns de ajuste do articulador. Int J Prosthodont 2000; 13: 303-310.

64. **Price RB, et al.** Intercambiabilidade de dois articuladores semi-ajustáveis.

Int J Prosthodont 2001; 14: 255-259.

65. **Hatzi P, Millstein P e Maya A.** Determinar a exatidão da permutabilidade do articulador e a reprodutibilidade do eixo da dobradiça.

J Prosthet Dent 2001; 85: 236-245.

66. **Gunderson RB e Siegel SC.** Precisão do molde utilizando a estabilização rígida do molde.

J Prosthod 2002; 11: 117-121.

67. **Proschel P, et al.** Registo relacionado com o articulador - Um conceito simples para minimizar os erros oclusais excêntricos no articulador.

Int J Prosthodont 2002; 15: 289-294.

68. **Chang WSW, et al.** Uma avaliação in vitro da fiabilidade e validade de um pantógrafo eletrónico testado com cinco articuladores diferentes.

J Prosthet Dent 2004; 92: 83-89.

69. **Nooji D e Sajjan SMS.** O terceiro ponto de referência e o seu efeito nos ângulos de orientação condilar protrusivos obtidos em articuladores semi-ajustáveis.

J Indian Prosthodont Soc 2008; 8: 71- 77.

70. **Veerareddy C, Srividya S, Nair KC.** Um estudo sobre a auto-centralização de arcos faciais.

J Indian Prosthodont Soc 2010; 10: 165-167.

71. **Shillingburg HT, Hobo S, Whitsett LD.** Fundamentos da Prótese Dentária Fixa. Publicações Quintessence.

72. **Sarandha** - Livro de Texto de Prótese Dentária.

73. **Wilkie ND.** O ponto de referência anterior.

J Prosthet Dent 1979; 41: 488-496.

74. Articulador Hanau Série H2 - Manual de Instruções.

75. Manual de Instruções do Articulador Série 8500 e do Arco Facial QuickMount.

ILUSTRAÇÕES

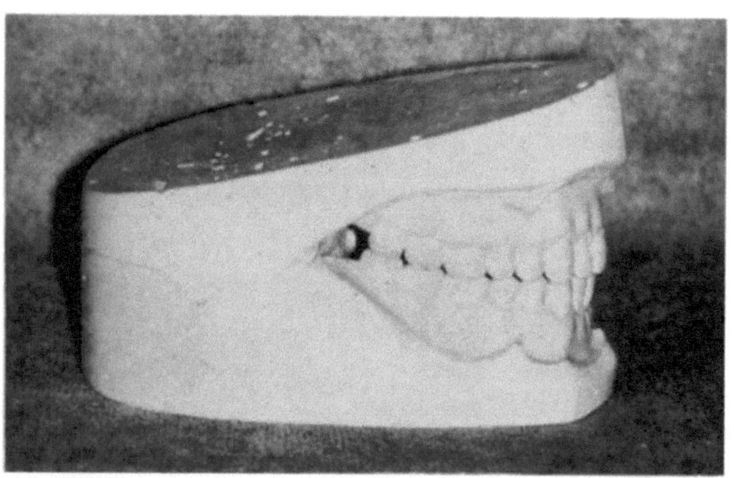

FIGURA 1 - ARTICULADOR DE GESSO

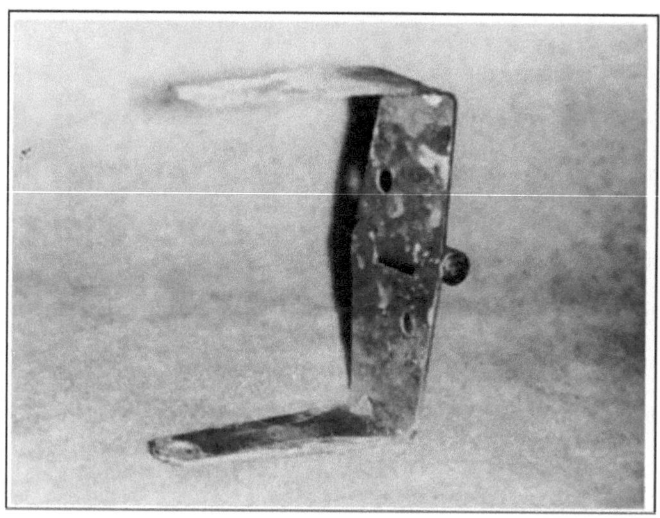

FIGURA 2 - DOBRADIÇA DE PORTA DE CELEIRO

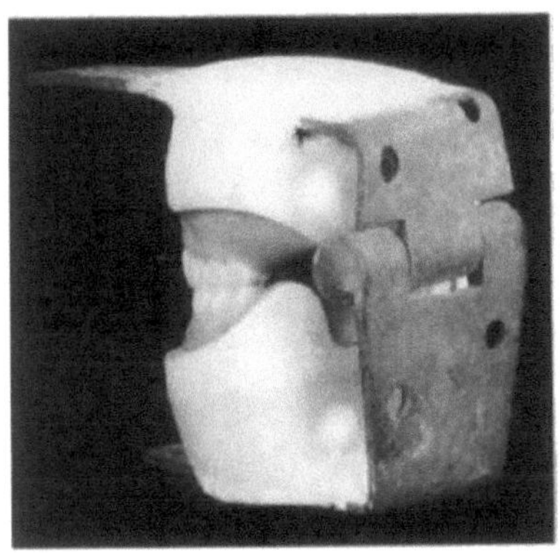

FIGURA 3 - ARTICULADOR DE HOVARTH e LANDMORE.

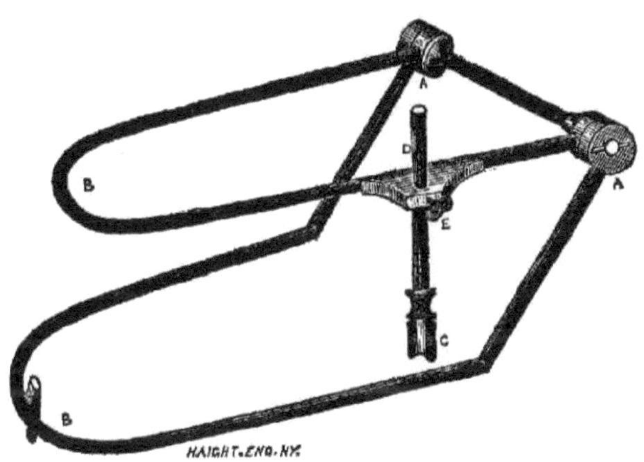

FIGURA 4 - O ARTICULADOR DE THOMAS W. EVEN.

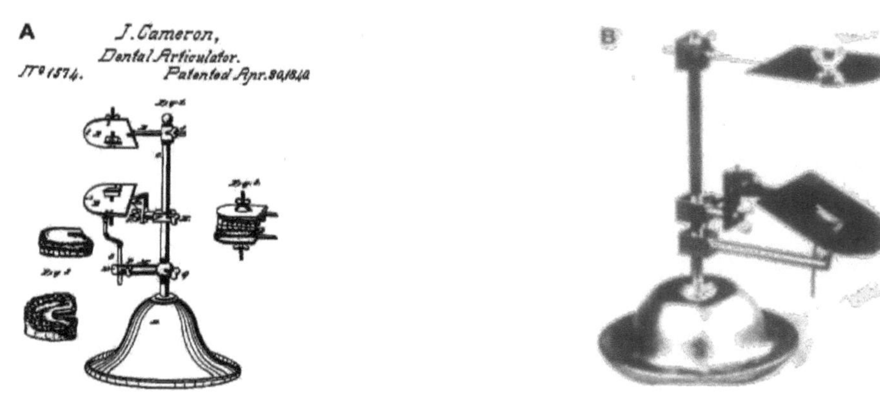

FIGURA 5 - ARTICULADOR DE CAMERON.

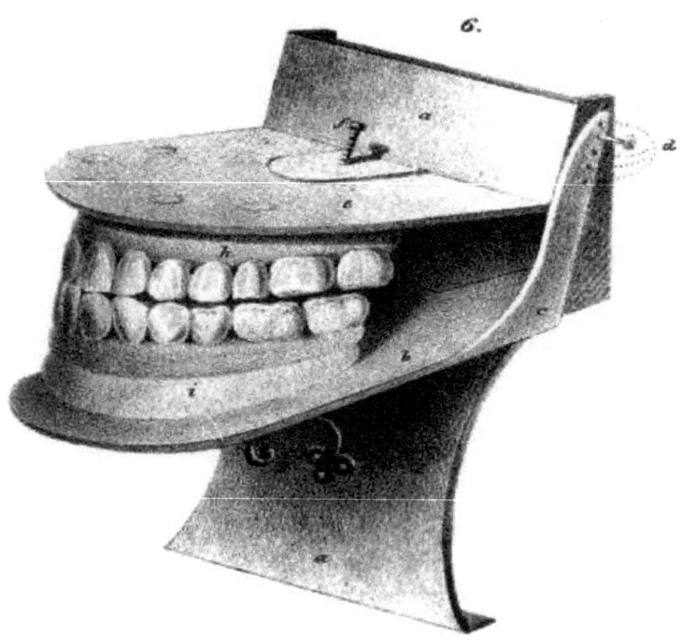

FIGURA 6 - ARTICULADOR DE EVEN.

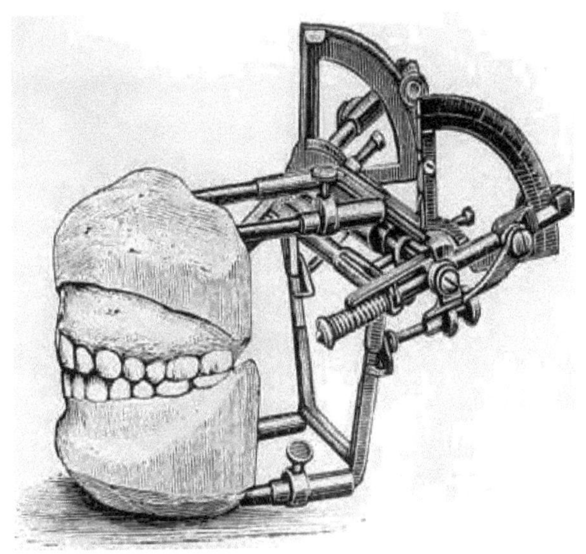

FIGURA 7 - ARTICULADOR WALKER

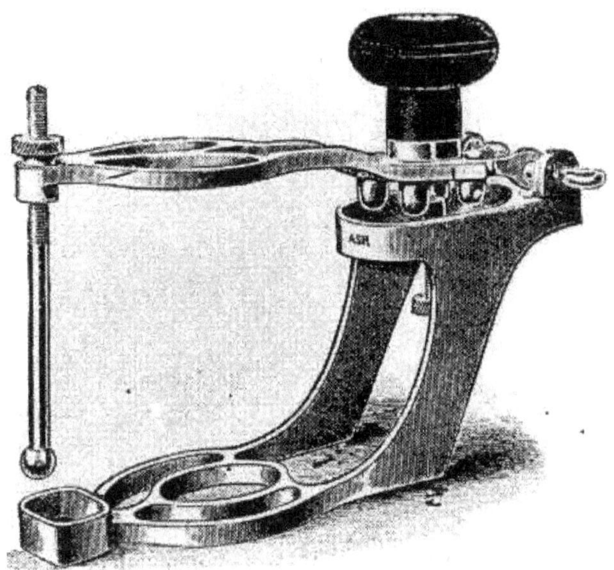

FIGURA 8 - ARTICULADOR LUCE.

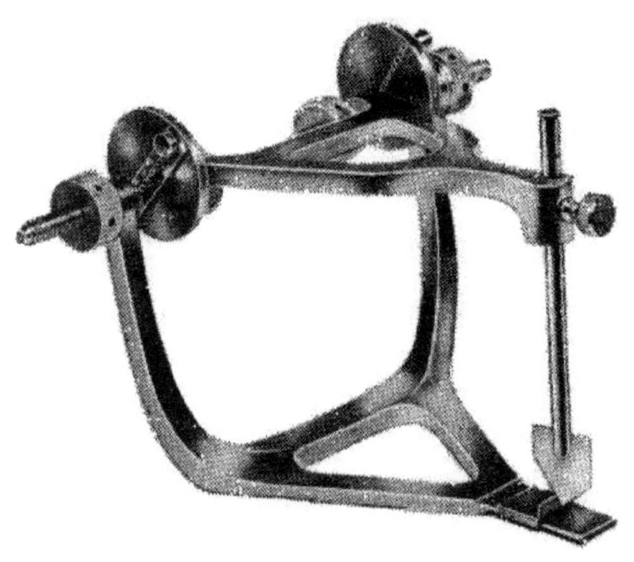

FIGURA 9 - ARTICULADOR ELTNER.

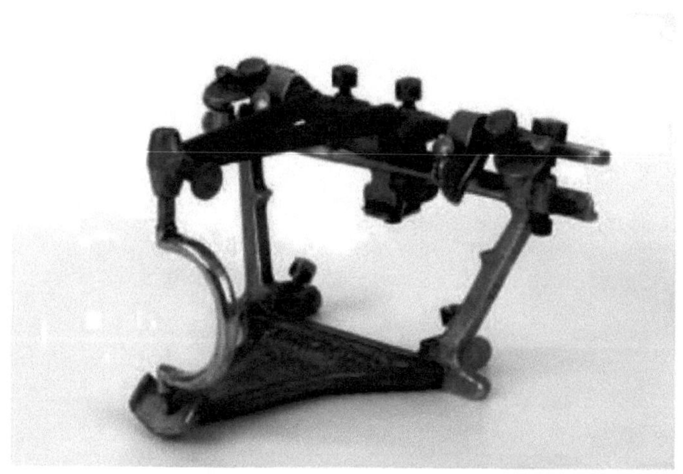

FIGURA 10 - INSTRUMENTO ADAPTÁVEL DA GYSI.

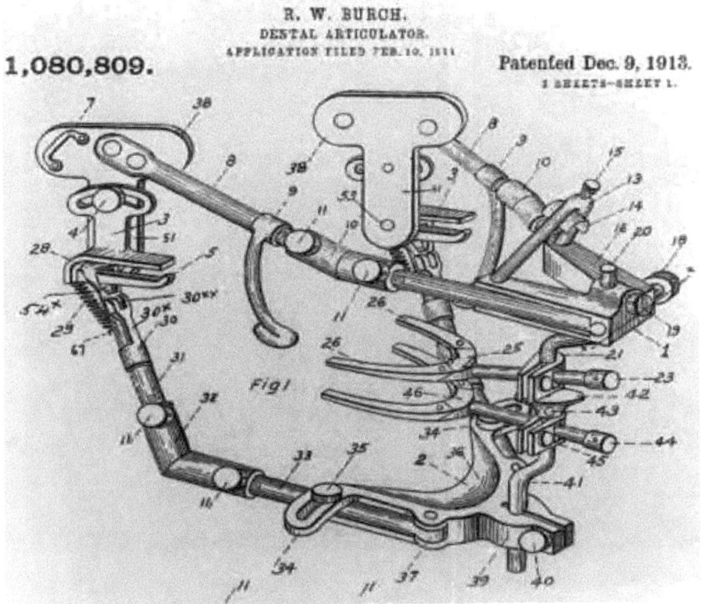

FIGURA 11 - ARTICULADOR BURCH.

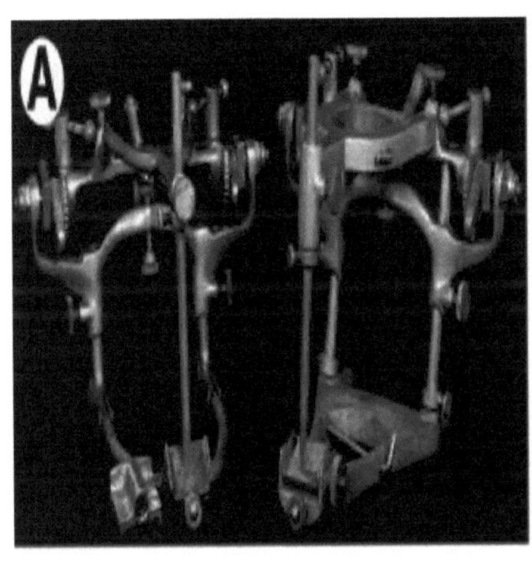

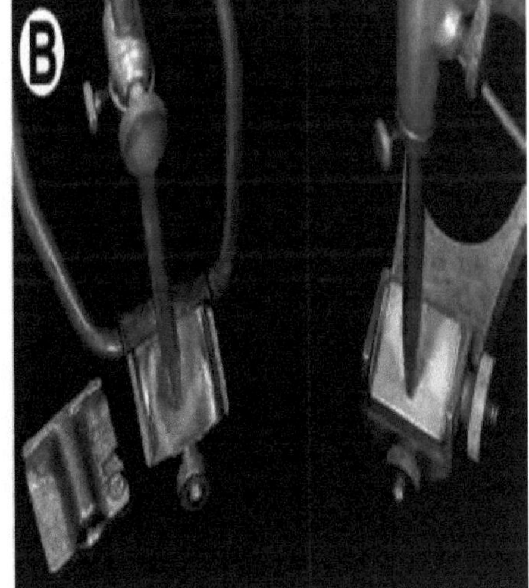

FIGURA 12 - ARTICULADOR ACME PARA NEVE.

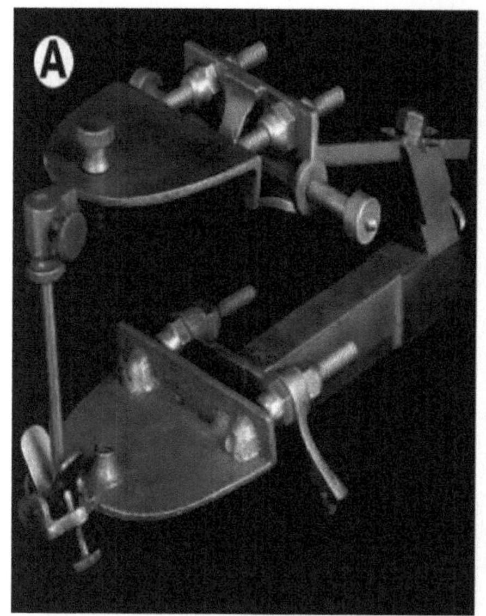 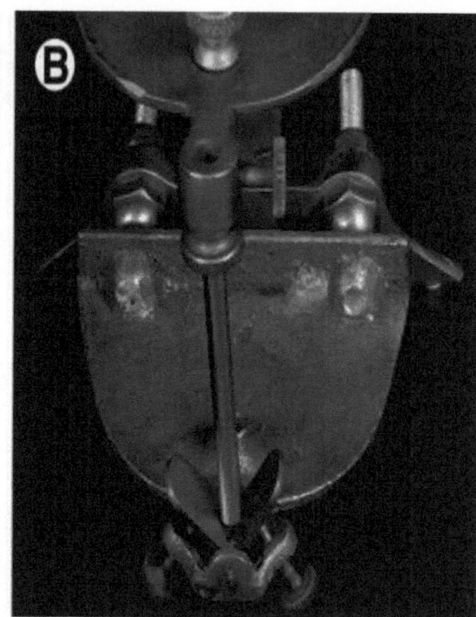

FIGURA 13 - JACARÉ.

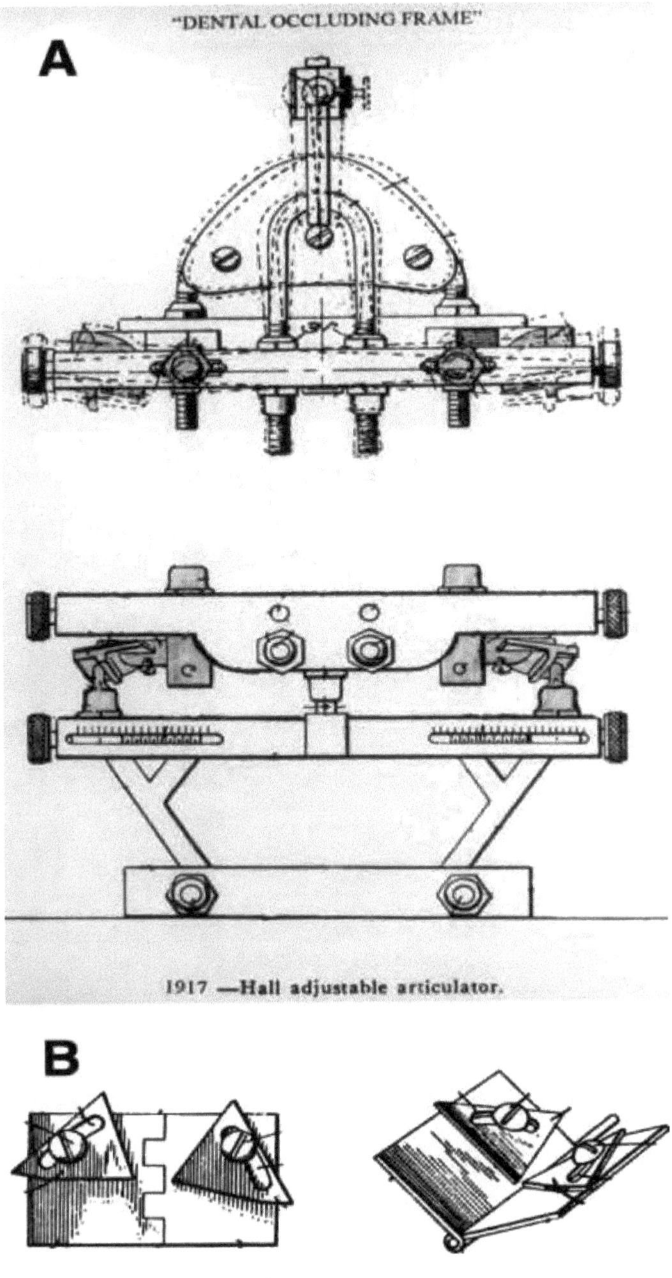

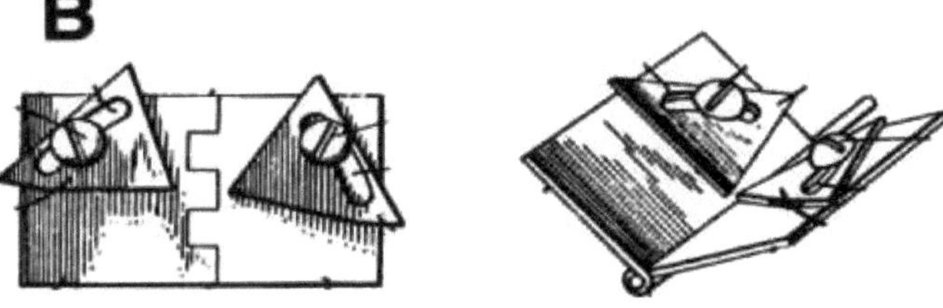

FIGURA 14 - QUADRO DE OCLUSÃO DE HALL.

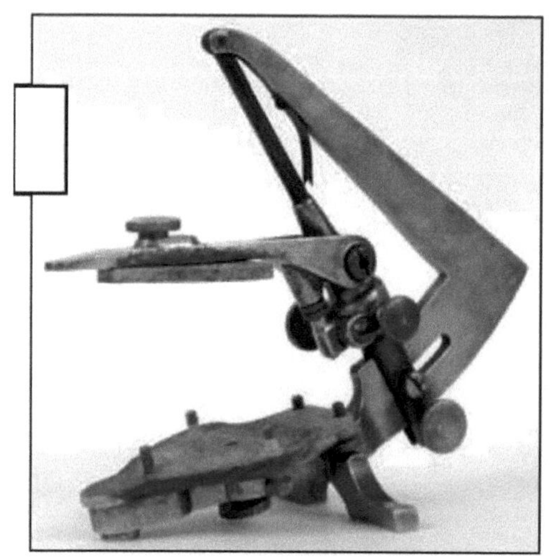

FIGURA 15- INSTRUMENTO MAXILOMANDIBULAR.

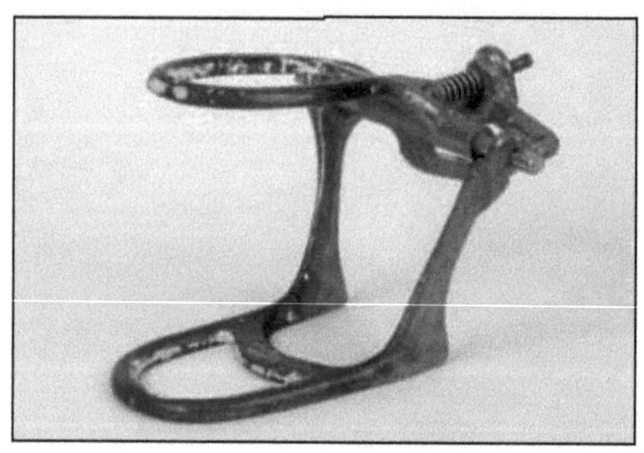

FIGURA 16 - ARTICULADOR STEPHAN.

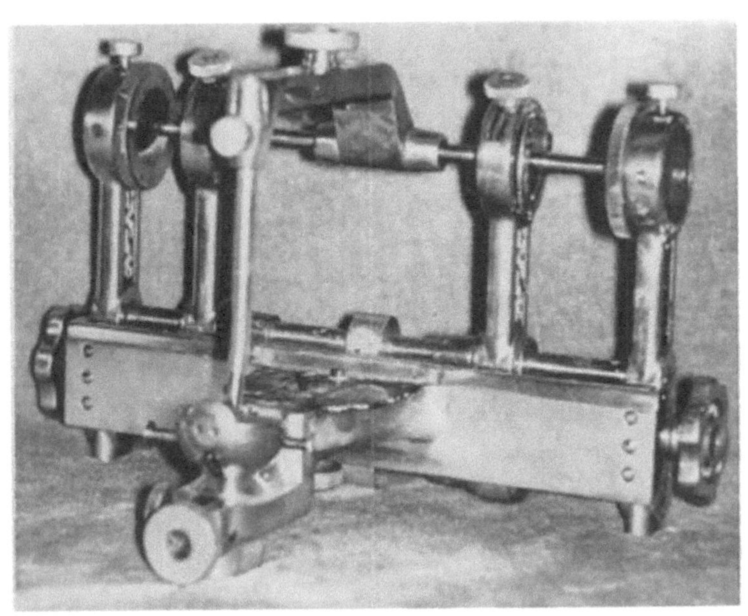

FIGURA 17 - CINOSCÓPIO HANAU MODELO M.

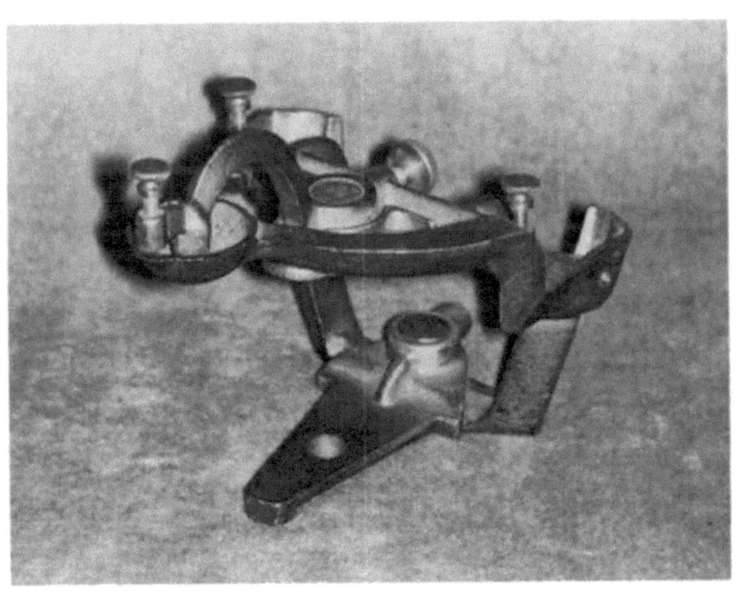

FIGURA 18 - RELATOR HOMER.

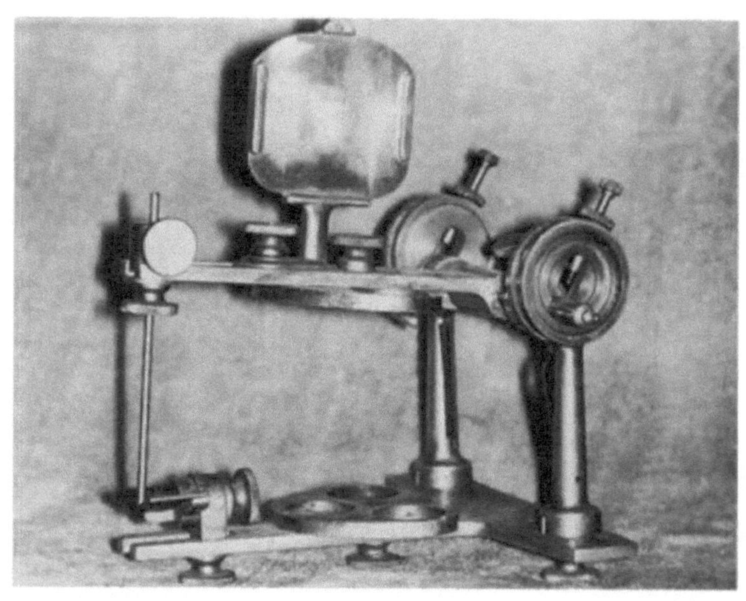

FIGURA 19- ARTICULADOR WADSWORTH

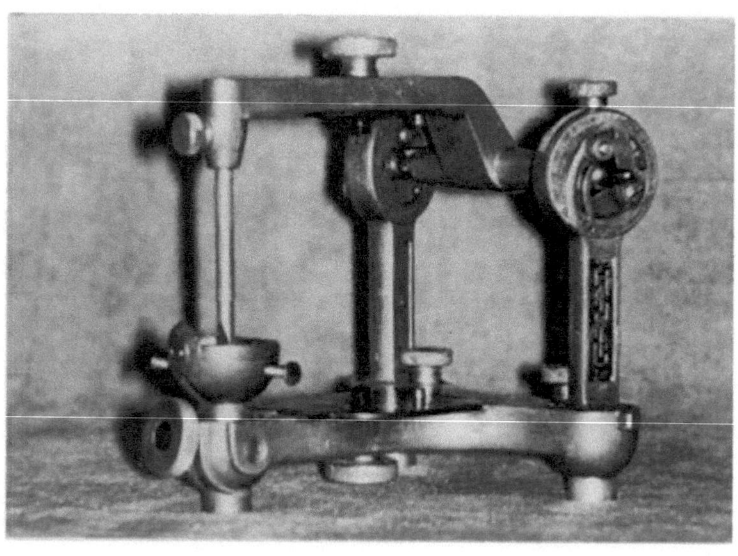

FIGURA 20 - HANAU MODELO-H110

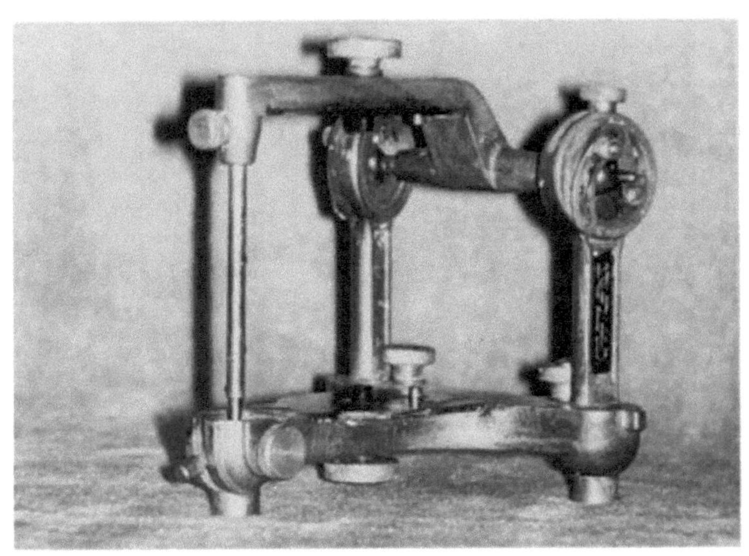

FIGURA 21 - HANAU MODELO H110 MODIFICADO.

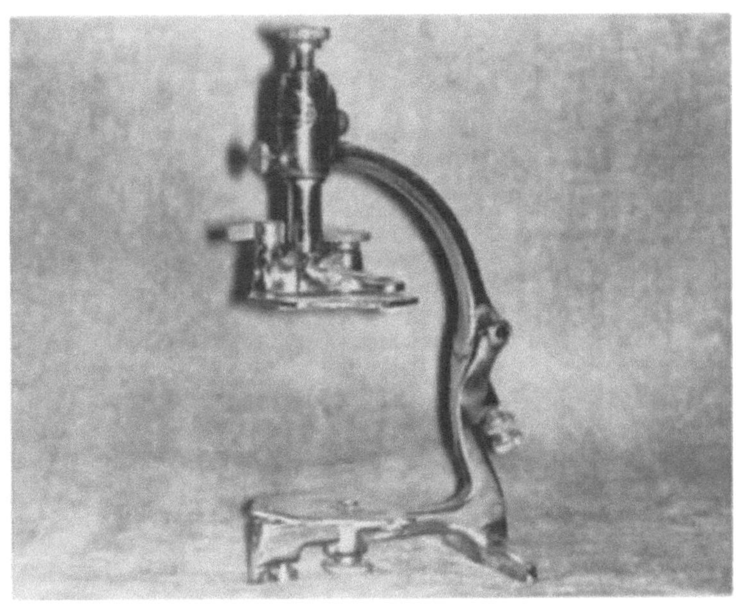

FIGURA 22- EQUILIBRADOR HAGMAN

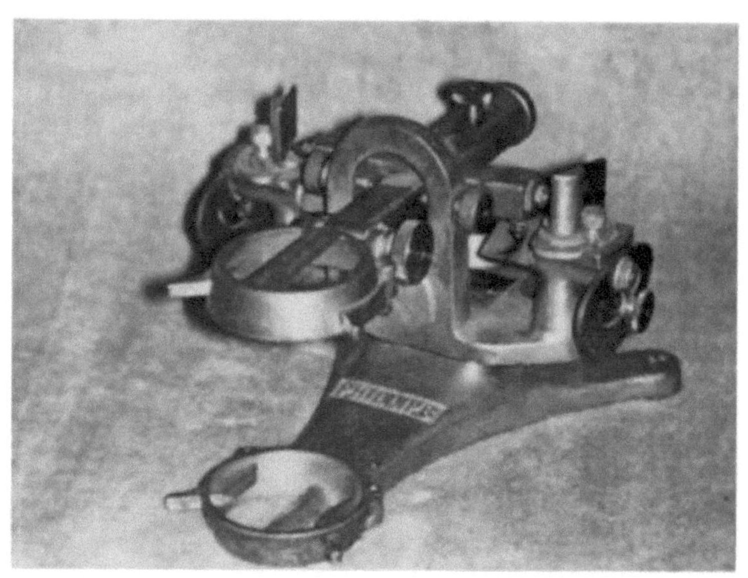

FIGURA 23 - ARTICULADOR DE ESTUDANTES PHILLIPS.

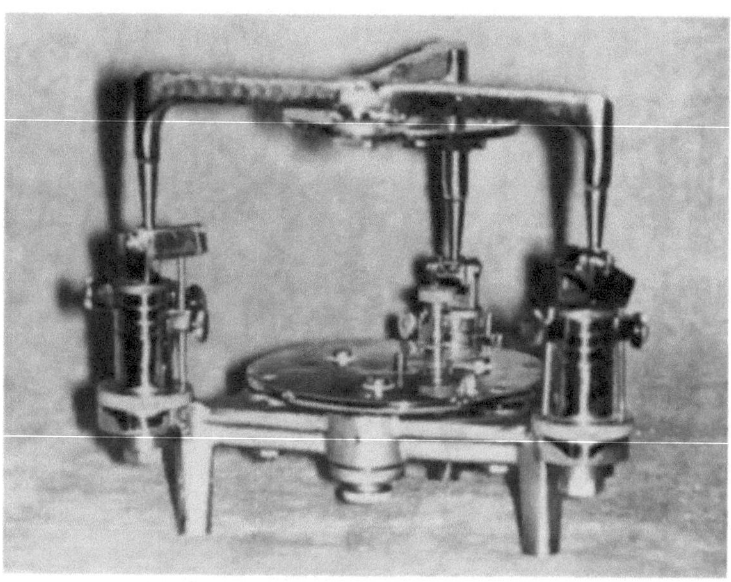

FIGURA 24 - ARTICULADOR STANSBERRY

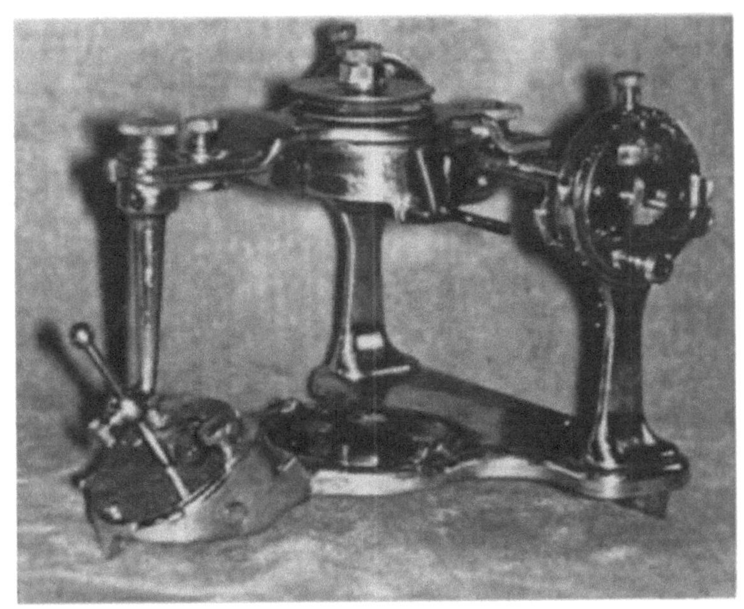

FIGURA 25 - ARTICULADOR DE CASA.

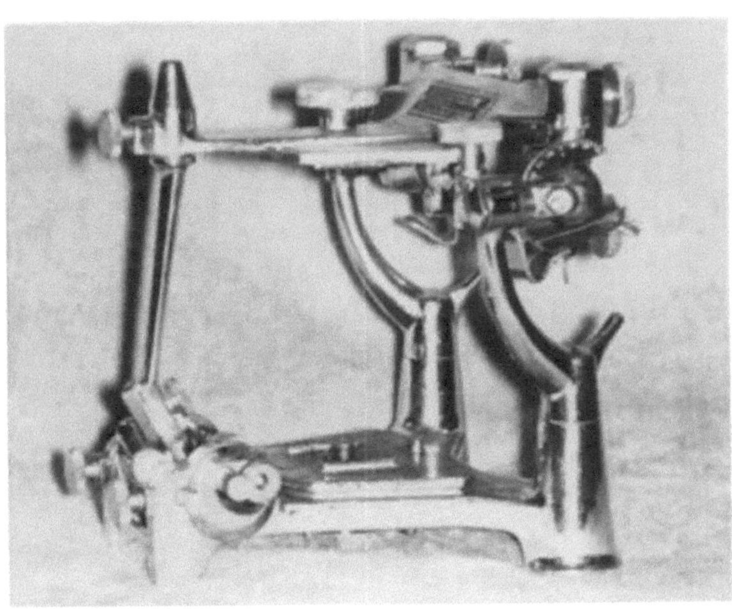

FIGURA 26 - COORDENADOR DE PRECISÃO.

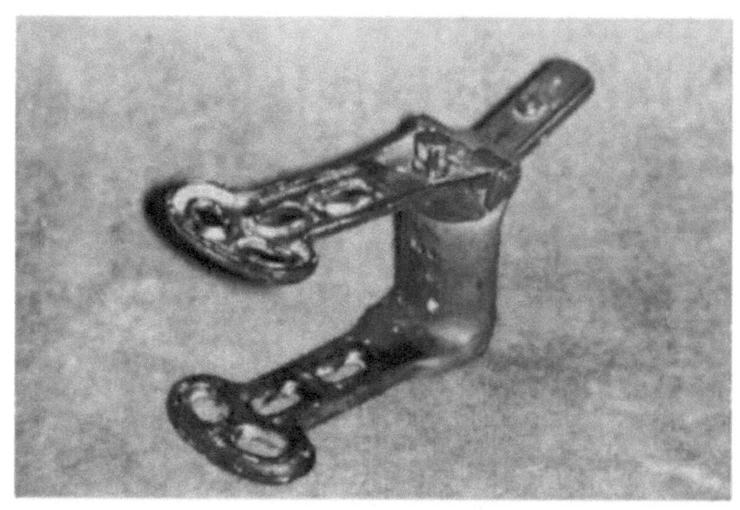

FIGURA 27 - ARTICULADOR DE COROAS E PONTES HANAU

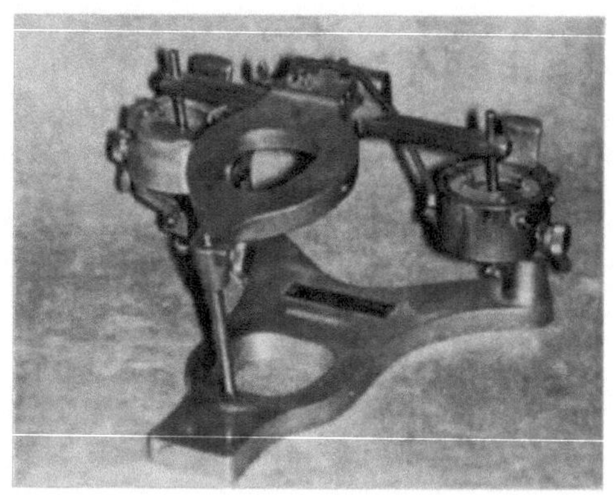

FIGURA 28 - OCLUSOSCÓPIO PHILLIPS.

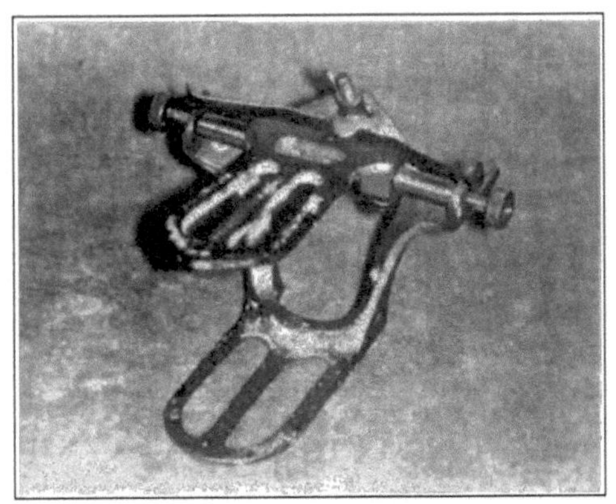

FIGURA 29 - ARTICULADOR STEPHAN MODIFICADO

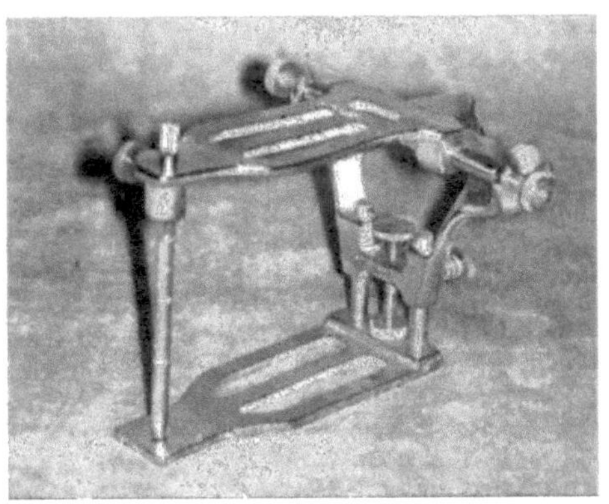

FIGURA 30 - ARTICULADOR STEPHAN MODELO P.

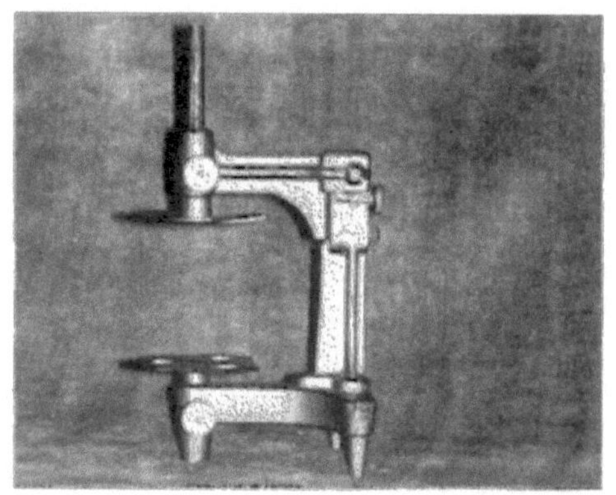

FIGURA 31- ARTICULADOR FOURNET.

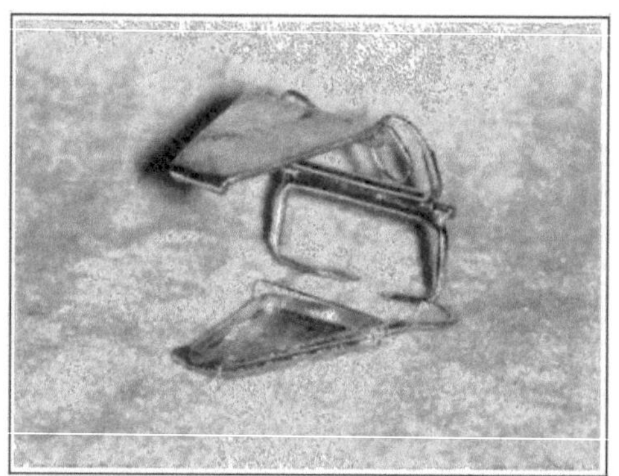

FIGURA 32 - ARTICULADOR JOHNSON OGLESBY.

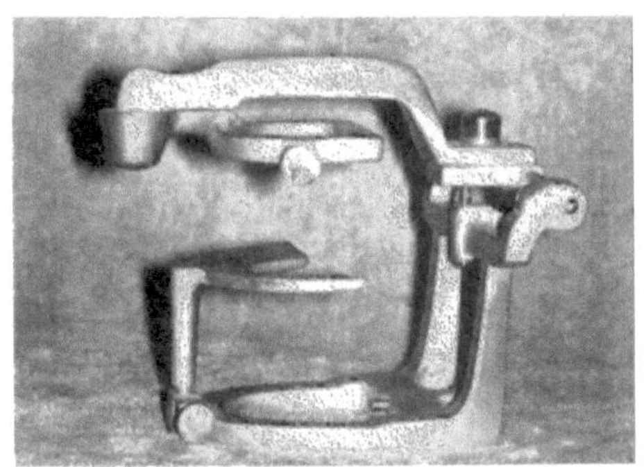

FIGURA 33 - ARTICULADOR COBLE.

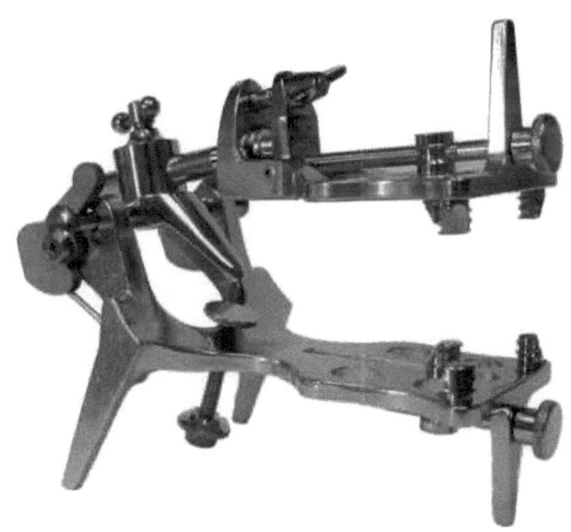

FIGURA 34 - ARTICULADOR GALETTI.

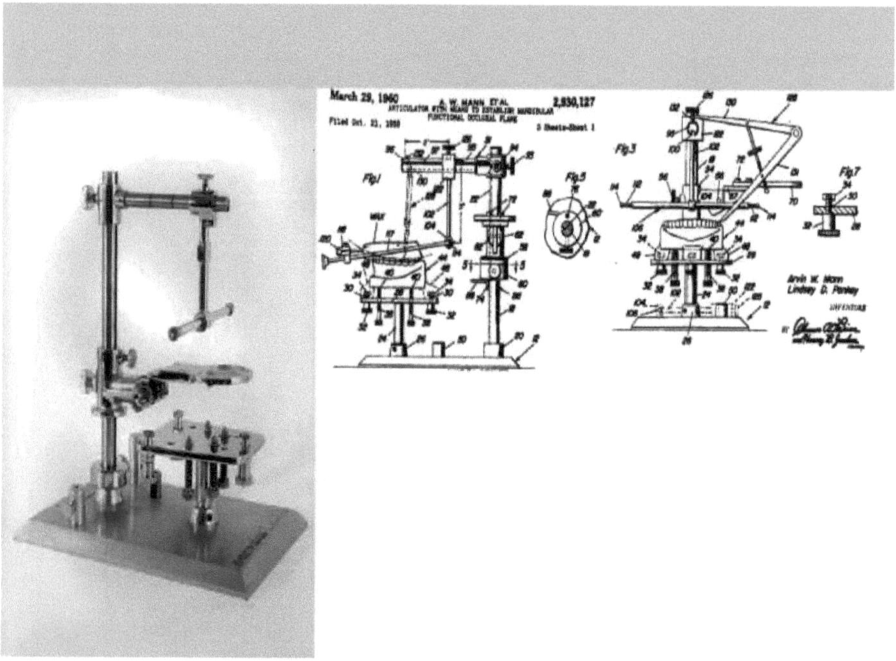

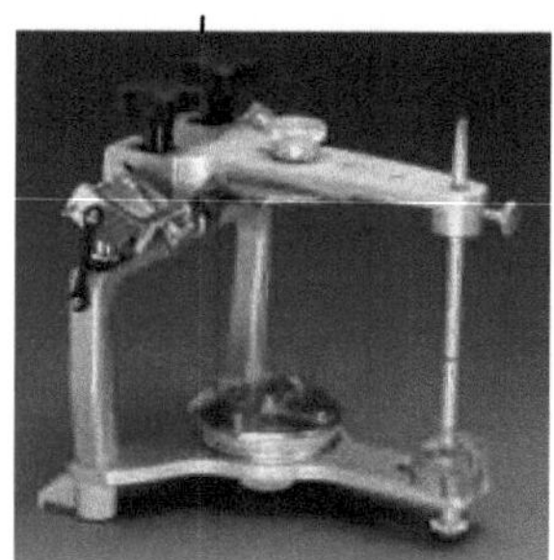

FIGURA 35 - ARTICULADOR PANKEY MANN.

FIGURA 36 - ARTICULADOR STUART.

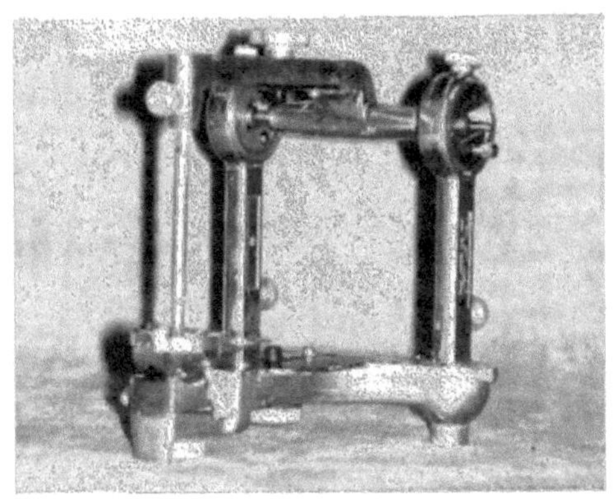

FIGURA 37 - HANAU MODELO 96H2

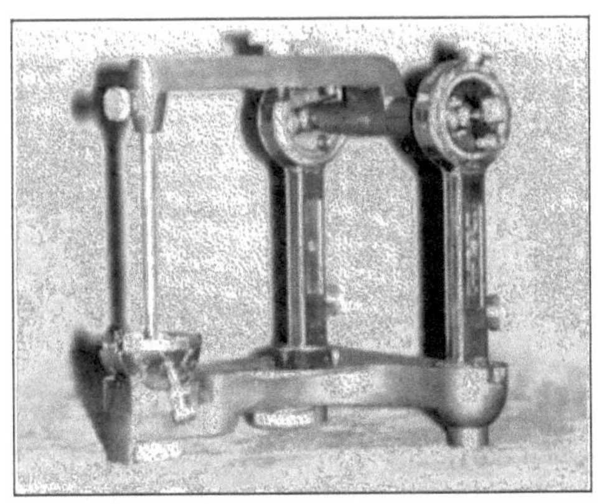

FIGURA 38 - HANAU H2 XPR.

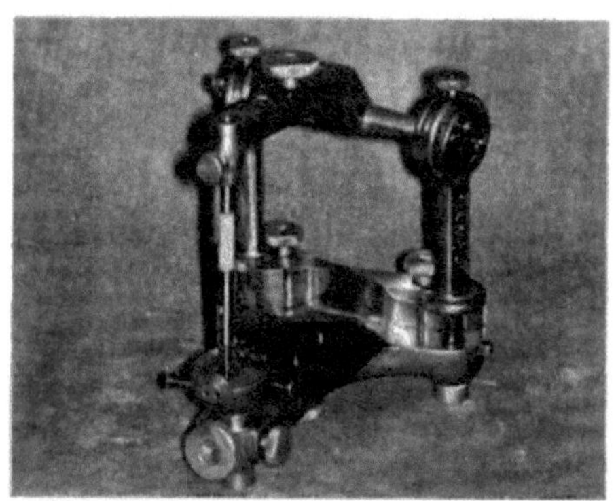

FIGURA 39 - HANAU H MODIFICADO

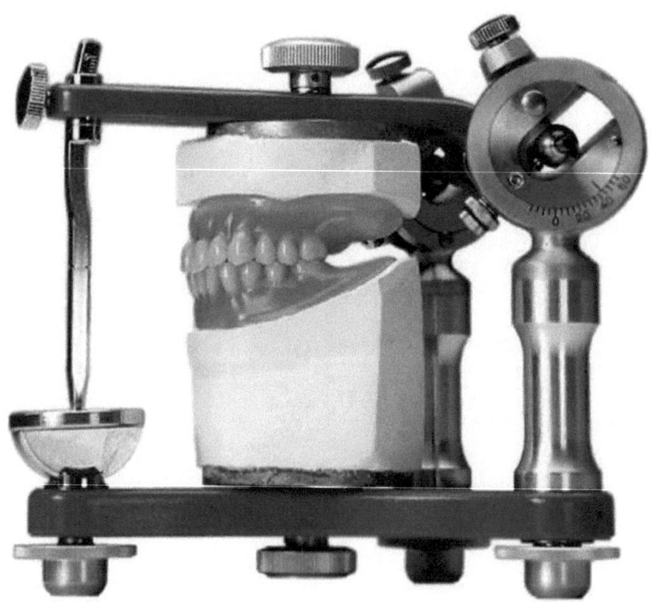

FIGURA 40 - ARTICULADOR DENTATUS.

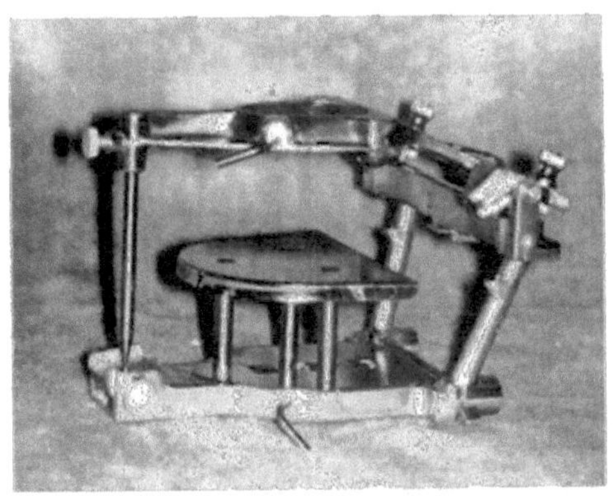

FIGURA 41 - NOVO ARTICULADOR SIMPLEX MELHORADO

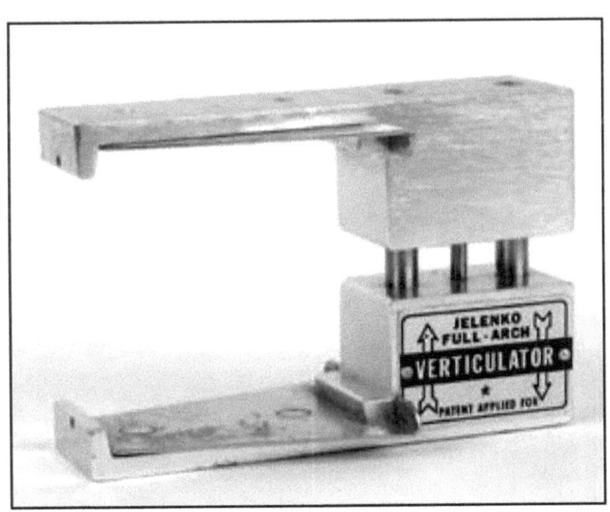

FIGURA 42 - VERTICULADOR.

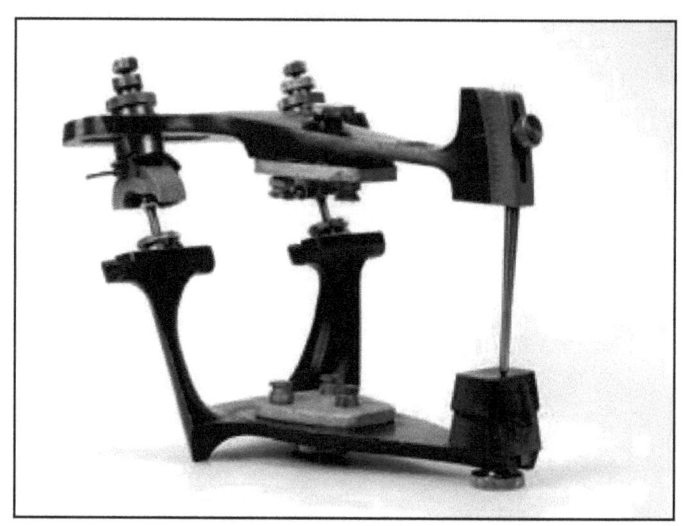

FIGURA 43 - ARTICULADOR NEY.

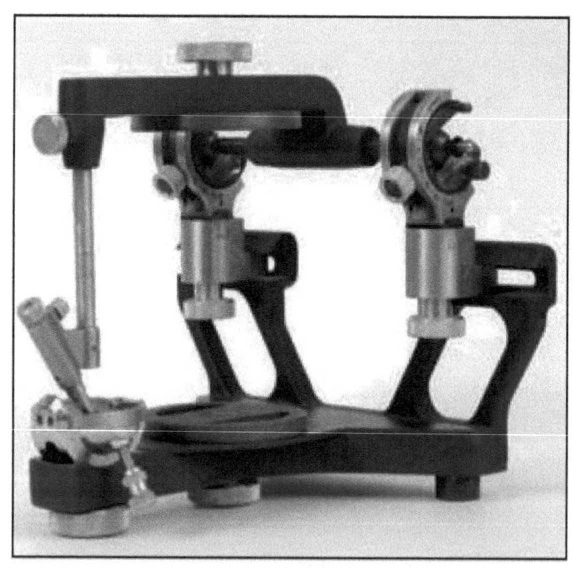

FIGURA 44 - SÉRIE UNIVERSITÁRIA HANAU OU MODELO 130-21

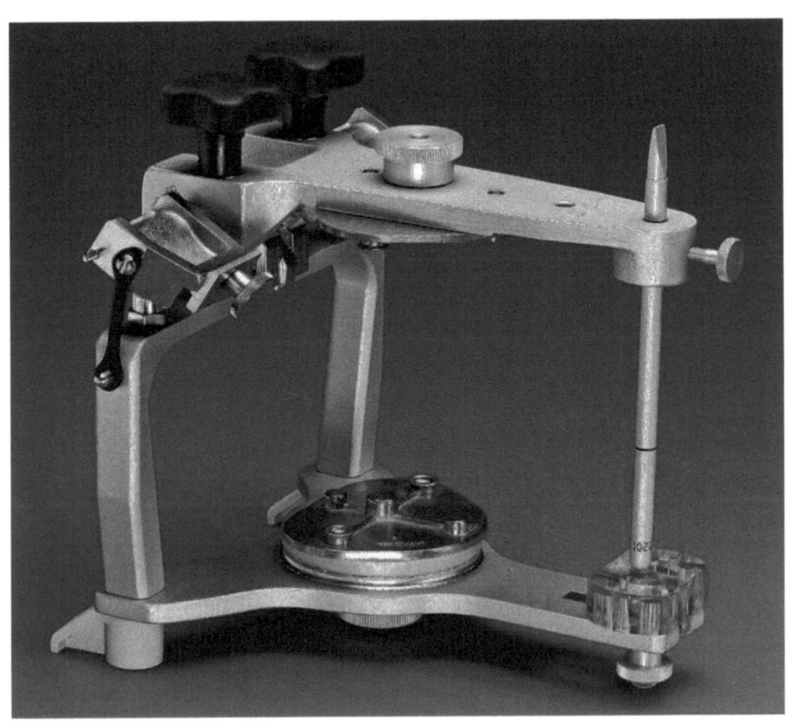

FIGURA 45 - ARTICULADOR WHIPMIX

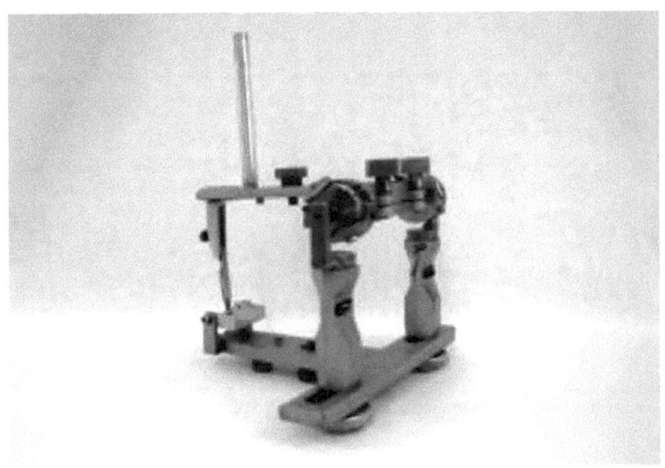

FIGURA 46 - O SIMULADOR.

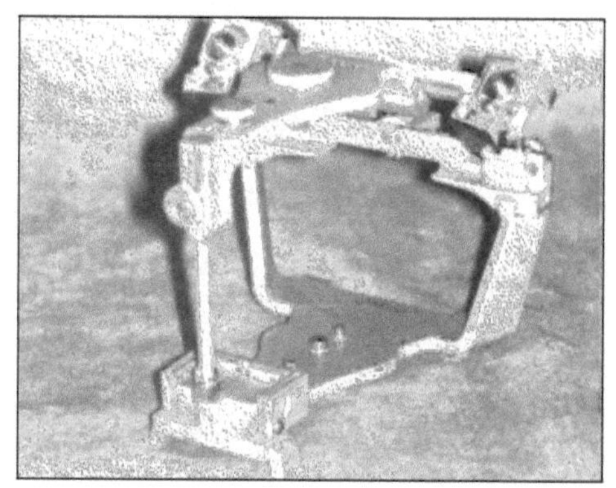

FIGURA 47 -DENAR D4A

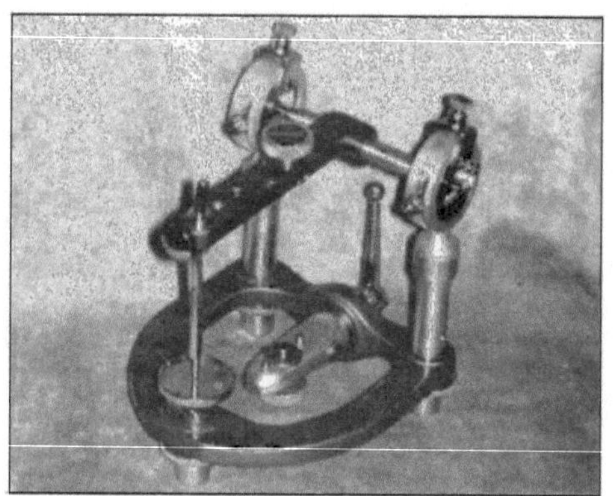

FIGURA 48 -DENTATUS ARO

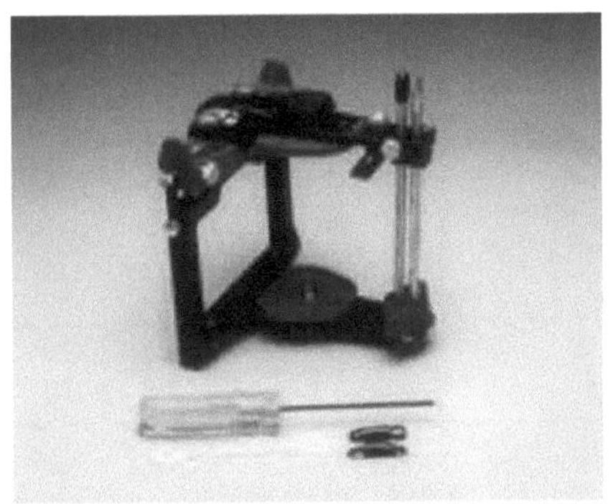

FIGURA 49 - ARTICULADOR PANADENT

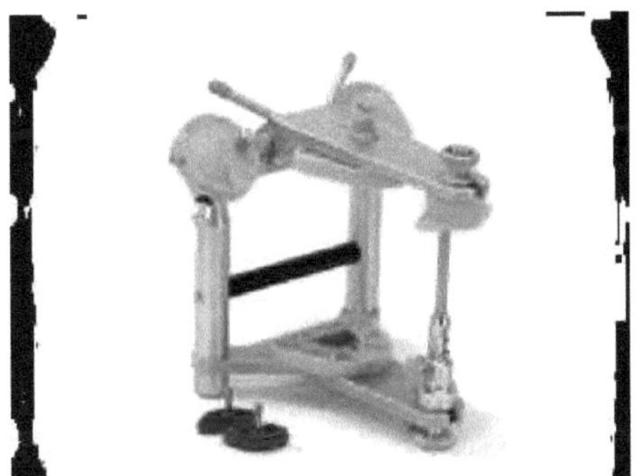

FIGURA 50 - SAM

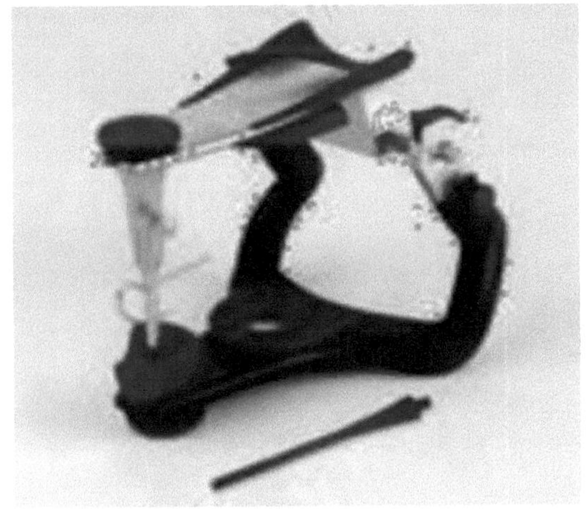

FIGURA 51- ARTICULADOR ARTEX.

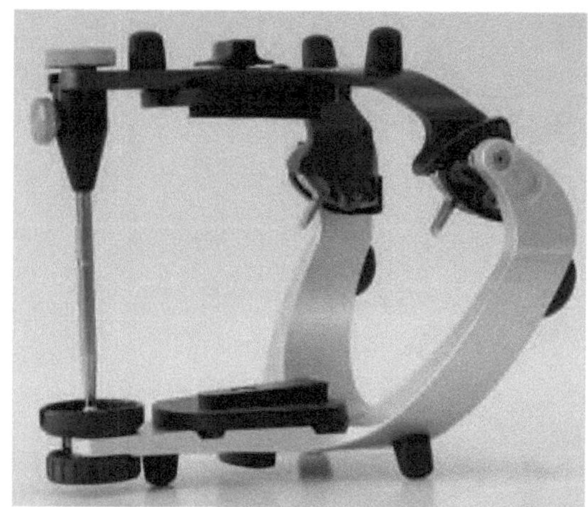

FIGURA 52 - ARTICULADOR PROTAR

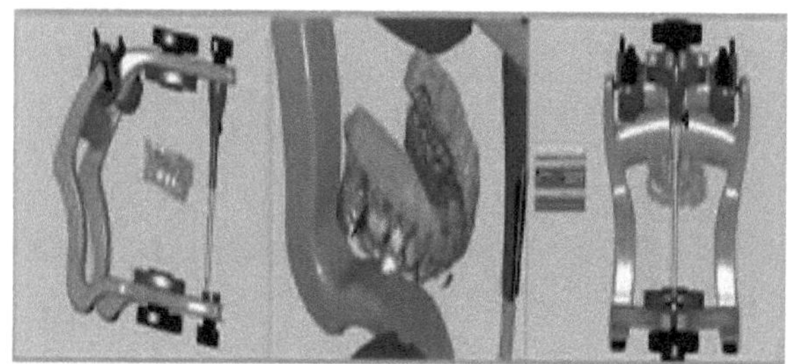

FIGURA 53 - ARTICULADOR VIRTUAL.

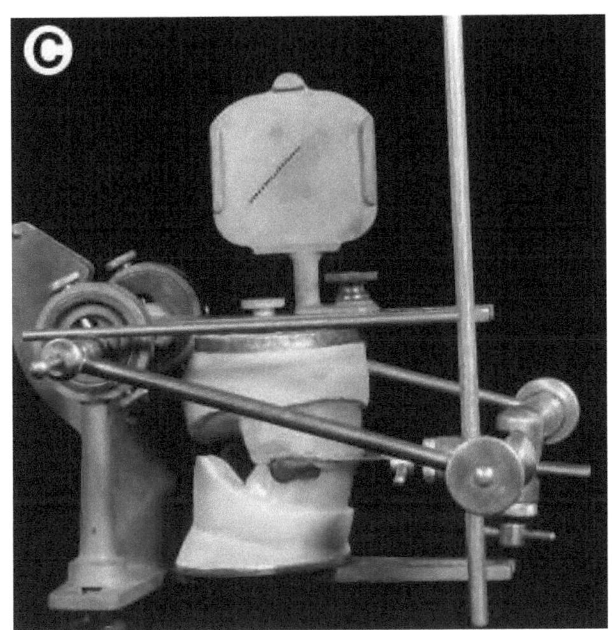

FIGURA 54 - ARTICULADOR WADSWORTH COM ARCO FACIAL ACOPLADO

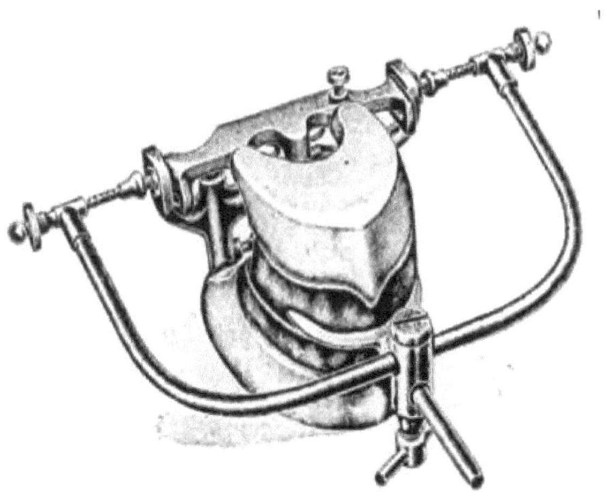

FIGURA 55 - O ARCO FACIAL DA NEVE

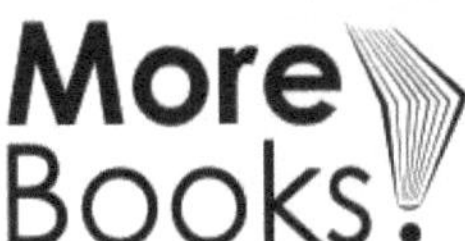

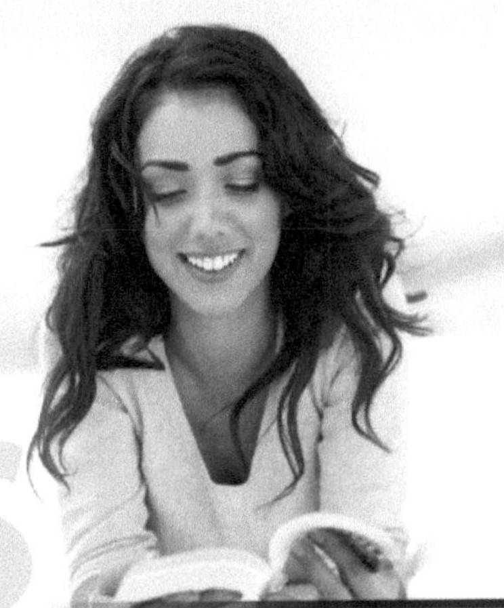

yes
I want morebooks!

Buy your books fast and straightforward online - at one of world's fastest growing online book stores! Environmentally sound due to Print-on-Demand technologies.

Buy your books online at
www.morebooks.shop

Compre os seus livros mais rápido e diretamente na internet, em uma das livrarias on-line com o maior crescimento no mundo! Produção que protege o meio ambiente através das tecnologias de impressão sob demanda.

Compre os seus livros on-line em
www.morebooks.shop

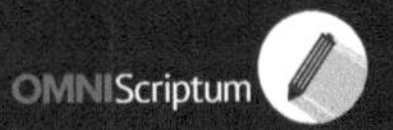